# RECHERCHES

## SUR LE TRAITEMENT

### DE LA

# PHTHISIE PULMONAIRE

PAR

## L'HYGIÈNE, LES CLIMATS ET LA MÉDECINE

### DANS SES RAPPORTS AVEC LES DOCTRINES MODERNES

PAR

## JAMES-HENRY BENNET

DOCTEUR EN MÉDECINE DE LA FACULTÉ DE PARIS, EX-INTERNE DES HOPITAUX DE PARIS
MEMBRE DU COLLÉGE ROYAL DES MÉDECINS DE LONDRES
EX-MÉDECIN-ACCOUCHEUR DE L'HOPITAL « ROYAL FREE », A LONDRES
MEMBRE DE PLUSIEURS SOCIÉTÉS SAVANTES

REPRODUIT PAR L'AUTEUR SUR LA DEUXIÈME ÉDITION ANGLAISE

*Medio tutissimus ibis.*
OVIDE.

## PARIS

P. ASSELIN, SUCCESSEUR DE BÉCHET JEUNE ET LABE
LIBRAIRE DE LA FACULTÉ DE MÉDECINE
Place de l'École-de-Médecine.

1874

# RECHERCHES

## SUR LE TRAITEMENT

### DE LA

# PHTHISIE PULMONAIRE

## OUVRAGES DU D<sup>r</sup> J. HENRY BENNET

Traité pratique de l'inflammation de l'utérus, de son col et de ses annexes, et des rapports de cette inflammation avec les autres affections utérines. Première édition anglaise, 1845, Londres. Quatrième, 1862. 1 vol. in-8 de 600 pages. Première traduction française, par le docteur ABAN, Paris, 1852. Seconde traduction française, par le docteur Michel PETER. 1 vol. in-8 de 592 pages, Paris, 1864.

A review of the present state of Uterine Pathology. Revue de l'état présent de la Pathologie utérine. 1 vol. in-8, Londres, 1858.

Nutrition in health and in disease in connexion with urinary deposits and dyspepsia.
La nutrition dans l'état de santé et dans l'état de maladie, dans ses rapports avec les dépôts urinaires et la dyspepsie. 1 vol. de 210 p. Londres, 1858.

Winter and Spring on the shores of the Mediterranean or the Riviera, Mentone, Italy, Corsica, Sicily, Algeria, Spain and Biarritz, as winter climates.
L'hiver et le printemps sur les bords de la Méditerranée, ou la Rivière de Gênes, Menton, l'Italie, la Corse, la Sicile, l'Algérie, l'Espagne et Biarritz, comme climats d'hiver. Première édition, 1862. Quatrième édition, 1870. 1 vol. in-8 de 620 pages, avec cartes et gravures. Londres.

CORBEIL, typ. et stér. de CRÉTÉ FILS.

# RECHERCHES

### SUR LE TRAITEMENT

#### DE LA

# PHTHISIE PULMONAIRE

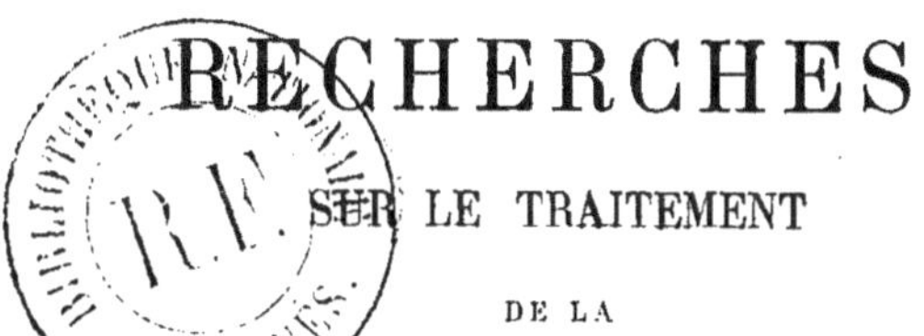

PAR

## L'HYGIÈNE, LES CLIMATS ET LA MÉDECINE

### DANS SES RAPPORTS AVEC LES DOCTRINES MODERNES

PAR

## JAMES-HENRY BENNET

DOCTEUR EN MÉDECINE DE LA FACULTÉ DE PARIS, EX-INTERNE DES HOPITAUX DE PARIS
MEMBRE DU COLLÉGE ROYAL DES MÉDECINS DE LONDRES
EX-MÉDECIN-ACCOUCHEUR DE L'HOPITAL « ROYAL FREE », A LONDRES
MEMBRE DE PLUSIEURS SOCIÉTÉS SAVANTES

REPRODUIT PAR L'AUTEUR SUR LA DEUXIÈME ÉDITION ANGLAISE

*Medio tutissimus ibis.*
OVIDE.

# PARIS

## P. ASSELIN, SUCCESSEUR DE BÉCHET JEUNE ET LABÉ

### LIBRAIRE DE LA FACULTÉ DE MÉDECINE

Place de l'École-de-Médecine

1874

# PRÉFACE

La première édition de cet ouvrage fut publiée en 1866, à Londres. Quoique j'eusse suivi avec un vif intérêt les travaux récents sur la nature intime du tubercule et de la phthisie pulmonaire, je n'en parlai pas alors, et je ne sortis pas des limites de la discussion clinique sur le traitement de la phthisie. Mes idées personnelles n'étaient pas encore assez arrêtées sur les questions en litige pour me permettre d'énoncer même une opinion. Je décrivis donc uniquement le traitement hygiénique et sthénique de la phthisie, qui m'a donné et me donne, depuis longtemps, des résultats infiniment plus satisfaisants que ceux obtenus par la thérapeutique antiphlogistique en vogue dans ma jeunesse.

Le silence n'est plus possible. Deux doctrines sont en présence, toutes les deux fondées sur des recherches histologiques minutieuses, et toutes les deux exerçant une influence profonde sur le traitement de la phthisie pulmonaire. L'une, celle de Virchow et de ses dis-

ciples, nie, ou à peu près, l'origine tuberculeuse de la
phthisie pulmonaire chronique. Pour elle, cette maladie est, soit le résultat d'une croissance nouvelle, soit
une pneumonie chronique. L'autre, représentée en
Angleterre par mon homonyme le professeur Bennett,
d'Édimbourg (1), accepte et soutient l'origine tuberculeuse de la phthisie pulmonaire chronique, c'est-à-dire
accepte et soutient la vieille doctrine de Laennec et de
Louis. Pour elle c'est une « exsudation » du sang antécédemment appauvri. Le professeur Bennett fonde
aussi cette opinion sur l'anatomie microscopique pathologique, rejetant entièrement les données histologiques sur lesquelles Virchow et son école appuient
leur manière de voir.

Un fait singulier ressort de cette discussion entre les
deux écoles histologiques, c'est que les médecins praticiens et cliniciens, qui en fin de compte doivent juger
entre elles, ne sont pas capables de donner même une opinion sur les faits d'anatomie microscopique en litige. Ce
sont des disciples, non des maîtres, en pathologie microscopique, et ils ne peuvent guère que voir avec les
yeux de la foi ce que les maîtres en microscopie leur
montrent, ce qu'ils leur disent de voir et d'accepter. Ils
n'ont pas les connaissances histologiques nécessaires
ou la vue perçante, qui leur permettraient de découvrir,
et de décider qui a raison et qui a tort, quand des

(1) Une traduction de la cinquième édition de ses *Leçons cliniques sur les
principes et la pratique de la médecine*, par le docteur Lebrun, 2 vol. in-8°,
vient de paraître chez M. Masson. Le savant ouvrage de M. le professeur
Bennett est ainsi mis à la portée des pathologistes français. Je renvoie mes
lecteurs pour les détails à cette œuvre très-estimée dans la Grande-Bretagne.

hommes aussi éminents, des hommes qui ont passé leur vie à étudier et à professer la microscopie, ne s'accordent pas sur ce que l'on voit tous les jours, dans les faits les plus ordinaires.

Il me semble toutefois que les médecins praticiens ont une base, un « *locus standi* », sur lequel ils peuvent asseoir une opinion, sinon une décision, et que cette base, c'est l'observation clinique de la maladie en question, celle que je pris en 1866. C'est cette base que je prends de nouveau aujourd'hui et qui me fait pencher plutôt du côté de la doctrine tuberculeuse que du côté de la doctrine purement inflammatoire.

Je me crois même autorisé à dire que la plupart des médecins qui ont vieilli dans l'exercice de la médecine, et qui se sont donné la peine d'étudier cette controverse, penchent du même côté. Fondés sur l'expérience, sur une longue étude clinique, ils sont peu disposés à substituer le mot « pneumonie chronique » à celui de « phthisie chronique ». D'une autre part, la plupart des disciples des nouvelles doctrines inflammatoires sont de jeunes médecins enthousiastes, souvent pleins de savoir, mais auxquels manque encore cette expérience clinique à laquelle j'en appelle.

A mesure que l'on avance dans la vie, naturellement l'expérience augmente. L'horizon mental se développe, et l'on voit davantage, l'on voit plus loin ; et cela en médecine comme en toute autre chose. Ce serait bien triste en effet, si, lorsque la vue s'affaiblit et que la force diminue, sous l'influence de l'âge, il n'y avait quelque compensation.

En ma qualité de voyageur qui ai vu bien des climats, qui ai fait l'ascension de bien des montagnes alpestres, il m'a souvent semblé que la vision mentale de l'homme, à mesure qu'il avance dans la vie, peut se comparer à la vision oculaire du voyageur qui fait l'ascension d'une montagne. Il part, à l'aube du jour, rempli de force et d'enthousiasme; mais au début, à la base de la montagne, il ne voit que peu de chose, seulement ce qui est près de lui, ce qui l'entoure. Par suite, il commet bien des erreurs, bien des bévues, tombe dans maints fossés, dans maintes fondrières. A mesure que le jour avance, il monte de plus en plus haut, et sa vision s'agrandit. Il ne voit plus seulement les choses qui sont autour de lui, son œil perce l'horizon et reconnaît celles qui sont bien loin, la route qu'il a traversée, celle qu'il doit parcourir, les ravins, les précipices et les dangers déjà passés, et quelques-uns, quelques-uns seulement, de ceux qui l'attendent encore. Malheureusement plus il monte, plus sa vision s'agrandit, plus ses forces diminuent plus il s'affaiblit.

Il en est de même en médecine. A mesure que notre expérience de la maladie augmente, quand nous en avons suivi les développements dans plusieurs générations d'êtres humains, nous apprenons à adopter des vues plus étendues, plus compréhensives. Nous apprenons à attacher moins d'importance aux manifestations morbides locales, et plus d'importance aux conditions générales, héréditaires, constitutionnelles, sociales, hygiéniques.

Il me semble que c'est surtout à cette expérience

clinique, qui fait la part de toutes les causes, de toutes les influences, de tous les éléments à étudier, qu'il faut s'en rapporter dans des discussions telles que celles qui dominent dans l'ouvrage que l'on va lire.

Dans ce travail, je ne prétends nullement passer en revue l'état actuel de la science sur le sujet que je traite. Un travail critique de ce genre m'aurait mené trop loin. Ce sont mes opinions, mon expérience personnelles que je décris. Je suis heureux toutefois de trouver que ces opinions ont bien des points de contact avec celles de plusieurs des écrivains les plus estimés de ce jour en France. Je nommerai surtout M. Noël Guéneau de Mussy, qui a publié un admirable travail intitulé : *Leçons cliniques sur les causes et sur le traitement de la tuberculisation pulmonaire*, qui porte l'empreinte de son esprit éminemment philosophique. Je ne dois pas non plus oublier M. J. R. Foussagrives, dont l'ouvrage intitulé : *Thérapeutique de la Phthisie pulmonaire*, est empreint d'une érudition saine et pratique.

La première édition anglaise de cet ouvrage, ai-je dit, fut publiée à Londres en 1866, la seconde en 1870. Je ne me suis pas traduit ; je me suis reproduit, dans la langue chérie de ma jeunesse, avec les développements suggérés par les études cliniques de ces dernières années. C'est donc une troisième édition, revue avec soin, que j'offre à la bienveillance et aux méditations de mes confrères.

Novembre 1873.

Londres, été.
Menton, hiver.

# RECHERCHES

## SUR LE TRAITEMENT

### DE LA

# PHTHISIE PULMONAIRE

---

## CHAPITRE PREMIER

### REMARQUES PRÉLIMINAIRES.

#### LA NATURE ET LES CAUSES DE LA PHTHISIE PULMONAIRE.

Tant de médecins d'une haute capacité intellec-tuelle, de tout temps, et surtout dans ces dernières années, ont étudié et approfondi la pathologie de cette cruelle maladie, qu'il faut un certain courage moral pour entrer dans l'arène. Il me semble, toutefois, que les positions exceptionnelles dans lesquelles je me suis trouvé placé depuis quarante ans que j'étudie la médecine m'autorisent à exprimer une opinion sur les questions difficiles qui partagent l'esprit médical par rapport à la pathologie et à la thérapeutique de la phthisie pulmonaire. Peut-être même me permettront-elles d'aider, tant soit peu, à l'avancement de la science.

Élevé à Paris, je passai sept années de ma jeunesse dans les hôpitaux de ce grand centre intellectuel, les qua-

tre dernières (1839-43) comme interne des hôpitaux.
Pendant ces dernières années je fis constamment des
cours cliniques sur l'auscultation et la percussion,
appliquées aux maladies de la poitrine, tant dans mes
services que dans ceux de mes collègues. Parlant l'anglais, ma petite classe de clinique était toujours au
grand complet, l'auscultation, à cette époque, étant
encore peu connue en Amérique et en Angleterre.
Aussi les jeunes médecins de ces pays qui affluaient à
l'école de Paris étaient très-contents de trouver un
interne des hôpitaux, parlant leur langue, pour les guider dans leurs études.

Plus tard, je devins médecin d'hôpital à Londres, où
je m'étais établi à la fin de 1843. A la tête d'une nombreuse clientèle dans la classe aisée et riche, j'eus un
nouveau champ d'observation. — En 1859, épuisé
par vingt-cinq ans de travaux d'esprit et de fatigues
comme praticien, je devins moi-même phthisique.
Je me réfugiai l'hiver sur la Rivière de Gênes, dans
la troisième période de la maladie, pour y mourir,
comme mes amis le pensaient et comme je le pensais
moi-même.

Mais il n'en fut rien. Je pris pour ma devise le vieux
dicton, « Médecin, guéris-toi », et, après des efforts
persévérants, continués pendant bien des années, je
suis arrivé non-seulement à entraver, à arrêter la
marche de la maladie, mais, selon toute apparence, à
la guérir. Pendant deux ans j'abandonnai la clientèle,
mais avec le retour à la vie se réveilla chez moi l'intérêt, momentanément assoupi, des choses médicales
et surtout celui de mes jeunes études. J'écrivis, en
anglais, sur la climatologie de la Méditerranée, ce

qui donna lieu à une telle émigration maladive sur la Rivière de Gênes, que de village Menton est devenue ville en quelques années, et un des *Sanitaria* les plus aimés et préférés de l'Europe méridionale.

J'ai eu ainsi, depuis beaucoup d'années, un troisième champ d'observation dans des conditions toutes spéciales. Il m'a permis de pousser jusqu'à leurs dernières limites les doctrines physiologiques et hygiéniques qui font la base du traitement que j'adopte dans la phthisie pulmonaire et qui sera décrit dans cet ouvrage.

C'est en me fondant sur l'expérience dans ces diverses positions médicales que je désire, d'un côté, appuyer la doctrine moderne de la curabilité de la phthisie pulmonaire, et, de l'autre, résister à la tendance imprimée à la thérapeutique par les doctrines allemandes de Virchow et de Niemeyer.

Ces dernières tendent, incontestablement, à faire rétrograder la science en nous ramenant à une espèce de Broussaisme histologique. Considérer la phthisie pulmonaire comme une pneumonie chronique, ou une pneumonie catarrhale, a le désavantage de détourner la thérapeutique de la vraie route. Aussi, avant d'accepter cette manière de voir, devons-nous examiner les bases sur lesquelles la doctrine est fondée.

Les doctrines dont je parle, celles qui remplacent, en totalité ou en partie, la tuberculisation de Laënnec et de Louis par la pneumonie chronique catarrhale et caséeuse, sont fondées sur l'application du microscope à l'anatomie pathologique du poumon. Or, si tous les micrographes s'accordaient entre eux, si les faits d'anatomie microscopique, sur lesquels ils s'appuient, étaient d'une démonstration et d'une interprétation faciles, évidentes, il faudrait bien accepter leurs assertions comme inattaquables, comme une simple expression des faits, de la vérité. Les médecins cliniciens, non micrographes, seraient bien obligés d'abandonner les anciennes doctrines de la tuberculisation pulmonaire, et de refaire la pathologie pulmonaire selon le dire des nouvelles lumières histologiques.

Mais il n'en est rien. L'unanimité n'existe pas dans le royaume de l'infiniment petit. Les doctrines, les interprétations histologiques des faits ne sont pas les mêmes maintenant qu'il y a vingt ans. Elles ont changé et probablement changeront encore dans le futur. A présent même, il n'y a pas unanimité entre les micrographes sur les questions en apparence les plus simples, et, entre autres, sur celle de la nature intime de la phthisie pulmonaire.

L'école allemande, représentée par Virchow et Niemeyer, a de nombreux disciples en France, en Angleterre et en Amérique. On peut dire, même, que la plupart des jeunes médecins instruits, qui ont été à Vienne et qui se sont occupés d'études histologiques, ont adopté ces vues et les propagent dans leurs écrits. Aussi, dans la pratique civile, on commence à ne plus entendre parler de phthisie pulmonaire, mais seulement de pneumonies chroniques, catarrhales, caséeuses, d'indurations lobulaires, limitées, de nature cachectique mais inflammatoire. D'après cette manière de voir, il n'y aurait guère de tuberculisation pulmonaire que dans la phthisie aiguë, lorsque les deux poumons et souvent les méninges, le péritoine et autres organes, sont farcis de tubercules miliaires. En dehors de ces cas exceptionnels, les dépôts, les lésions que l'on

trouve dans la phthisie pulmonaire chronique, seraient
ou inflammatoires, ou le résultat de tumeurs lymphatiques, scrofuleuses, qui prennent la forme caséeuse, crétacée, selon qu'elles se ramollissent ou se dessèchent.

Ainsi pour Virchow et ses disciples la tuberculisation
pulmonaire se limite à peu près aux cas dans lesquels
le tubercule vrai existe à l'état de granulation, simultanément, dans tout un organe, poumon, méninges,
péritoine, ou dans toute l'économie. C'est à ces états
morbides que doit être réservée l'appellation de « tuberculose. » Ces cas sont aigus dans leur manifestation,
accompagnés par des symptômes constitutionnels graves, et se terminent presque nécessairement par la mort.

Le tubercule ainsi limité serait une nouvelle formation ou croissance, ayant son origine dans le tissu
connectif, le résultat d'une irritation (ou *Reiz*, comme
Virchow l'appelle), dans ce tissu connectif, d'une augmentation de développement cellulaire, de la multiplication des nucléoles que les cellules contiennent.

Selon Virchow, les formations, exsudations, infiltrations ou dépôts qui ont lieu dans les poumons, dans
la phthisie pulmonaire chronique, ne sont pas, le plus
souvent, tuberculeux, c'est-à-dire formés par des tubercules. Ils sont ordinairement le produit d'une pneumonie catarrhale, ou de la formation de tumeurs lymphatiques, bronchiques.

Le professeur Bennett, d'Édimbourg, qui n'accepte
pas, d'une manière générale, la théorie du développement
cellulaire de Virchow, s'exprime ainsi dans un article
récemment publié dans une encyclopédie anglaise (1).

« Quant au mode de sa production, la matière tuber-

(1) Reynolds, *Système de Médecine*, vol. III, Sept. 1871, article Phthisie.

culeuse est d'abord séparée des vaisseaux sanguins comme une exsudation fluide, qui forme par sa première coagulation un blastème moléculaire. Les molécules dont il se compose alors s'assemblent et se fondent l'une dans l'autre pour produire les corpuscules tuberculeux. Ceux-ci, lorsqu'ils sont comprimés et formés lentement, constituent les granulations denses et indurées de Bayle ; mais lorsqu'ils sont séparés par un tissu moléculaire mou, produisent les tubercules jaunes qui sont plus communs. L'idée que ces corps sont invariablement le résultat de prolifération cellulaire, a son origine dans l'hypothèse erronée soutenue par Virchow et ses disciples, savoir : que tous les produits morbides ont leur dérivation de cellules. Dans leur effort pour soutenir cette vue, ils ont pris, à tort, l'augmentation de volume occasionnelle, et la prolifération de cellules fibreuses dans le tissu aréolaire, en premier lieu décrit par Lebert comme des cellules fibro-plastiques, pour des granules tuberculeux, qu'ils décrivent comme les éléments essentiels de la lésion. Ce n'est pas dans la plèvre, ni dans le péritoine, toutefois, où de telles croissances fibreuses se voient quelquefois, que le vrai mode de formation du tubercule peut être bien observé, mais dans le poumon, où la maladie est la plus commune et le mieux caractérisée. Dans cet organe, toute observation démontre qu'elle a son origine dans une exsudation moléculaire, qui, par suite de diminution de puissance vitale, dépasse rarement la période de croissance nucléaire. C'est ce typé inférieur de *hysto-genesis* qui communique à l'exsudation les caractères essentiels qui forment la base de la maladie tuberculeuse ou phthisique..... »

« Cette théorie présume qu'il existe antécédemment une condition modifiée du sang ayant son origine dans une perversion de la nutrition. Cette perversion a été régardée par les uns comme le résultat d'un air vicié, par les autres comme le résultat d'une assimilation imparfaite des aliments, ou d'une influence pernicieuse héréditaire. On a prouvé aussi, par l'expérience, qu'on peut la causer dans les animaux inférieurs par l'inoculation de diverses substances morbides. Toutes ces causes, ainsi que d'autres, peuvent donner lieu, ou aider à donner lieu, à un affaiblissement de la force vitale de l'individu, et, directement ou indirectement, peuvent produire une faiblesse générale et digestive, et appauvrir le sang. C'est dans cette condition qu'une irritation accidentelle quelconque des poumons, souvent inappréciable et impossible à découvrir, cause une congestion limitée, ici et là, dans les organes pulmonaires, qui se termine dans une exsudation du « liquor sanguinis » plus ou moins étendue. Cette exsudation se coagulant cause les formes de tuberculisation miliaire et par infiltration déjà décrites. Participant à la diminution de la force vitale de l'organisme, au lieu d'être transformée dans le pus caractéristique d'une exsudation semblable chez une personne saine, ellé produit les petits corps irréguliers et imparfaits que l'on appelle corpuscules tuberculeux. Au lieu de cellules produites rapidement, et rapidement désintégrées et absorbées, comme dans la pneumonie, nous avons des molécules nombreuses, et des corps qui ressemblent à des nucléoles mal formées. En un mot, nous avons une exsudation chronique dans laquelle la vitalité est tellement abaissée qu'elle tend à la désintégration, qu'elle tend à

produire les formes organiques les plus élémentaires, c'est-à-dire des granules et des nucléoles molé-
culaires. »

Le professeur Bennett fait la critique des vues de
Virchow dans les termes suivants : « Virchow, au lieu
d'attribuer le tubercule à une exsudation du sang,
exsudation douée d'une force vitale peu développée, le
regarde comme le résultat d'un développement cellulaire exagéré, et de la multiplication des nucléoles con-
tenues dans les cellules. Selon cette manière de voir, la
matière tuberculeuse est une croissance nouvelle, qui
demanderait pour sa production plutôt une puissance
nutritive augmentée, qu'une puissance nutritive affaiblie, puisque quelquefois, comme dans le cerveau, elle
atteint le volume d'une.pomme. Malgré le désir de
ceux qui appuient une doctrine cellulaire exclusive, de
rapporter le tubercule, comme tous les produits morbides, à une transformation cellulaire quelconque, les
investigations les plus minutieuses et les plus répétées
des histologues n'y sont pas parvenues. Selon Virchow,
en isolant les parties constituantes d'une masse tuberculeuse, ou l'on obtient de très-petites cellules pour-
vues d'une nucléole, et celles-ci sont souvent si petites
que la membrane revêt de très-près la nucléole, ou des
cellules plus grandes, avec une division évidente des
nucléoles, de sorte que de douze à vingt-quatre ou
trente sont renfermées dans une cellule. Dans ce cas
toutefois, les nucléoles sont toujours petites, et ont une
apparence homogène et un peu luisante. Cette description de petites nucléoles dans l'intérieur des cellules,
et les apparences figurées comme constituant la struc-
ture du tubercule, n'ont jamais été confirmées, que je

le sache, par aucun histologiste. Le tubercule est un
produit morbide si commun, que, si sa manière d'être
était vraiment telle, on devrait voir de suite qu'il en
est ainsi ; mais nos efforts les plus persévérants et ré-
pétés ont été infructueux. Nous n'avons pu voir ce que
Virchow décrit, et il n'existe pas une seule préparation
capable de le démontrer. Des cellules renfermant beaucoup de nucléoles sont très-rares, associées avec le tubercule, et, quand on les trouve, elles sont évidemment
le résultat d'une irritation accidentelle de tissu qui se
produit autour des produits morbides ; elles sont un
résultat, non une cause. Comme question de fait, donc,
pour ne pas parler de l'improbabilité théorique d'une
maladie qui a son origine dans une faiblesse vitale
commençant avec un développement vital exagéré dans
les tissus préexistants de l'économie, cette théorie doit
être rejetée.

« A l'appui de leur théorie, Virchow et ses disciples
proposent de limiter le mot *tubercule* aux petites granulations indurées qui, comme Lebert dans l'origine
l'indiqua, sont le résultat d'une croissance nucléaire
augmentée dans les tissus fibreux, ce qu'il nomme des
corpuscules fibro-plastiques. Ils regardent les infiltrations, soi-disant tuberculeuses des anatomistes et des
médecins praticiens, comme le produit d'inflammations
chroniques, ou, comme ils les appellent, des exsudations
caséeuses.... Mais si l'on réfléchit un peu, on voit que
ces distinctions sont plutôt verbales que réelles. Ce ne
sont pas tant les granulations, rares, éparses, indurées qui nous concernent, que les dépôts morbides
chroniques qui envahissent le poumon. Transporter
ou limiter le mot *tubercule* aux granulations acciden-

telles, et appeler le produit morbide général et essentiel une inflammation chronique ou une formation adénoïde, ne constitue pas un progrès réel dans la pathologie. Ce que nous avons dès le commencement soutenu, c'est que nous avons affaire à une *exsudation tuberculeuse* qui diffère d'une exsudation inflammatoire ou cancéreuse dans son énergie vitale intime abaissée, dans sa force de transformation cellulaire diminuée. Tel est l'élément essentiel de la phthisie pulmonaire. »

Dans un autre de ses ouvrages, ses *Leçons cliniques,* ouvrage important dont la quatrième édition, comme je l'ai déjà dit, vient d'être traduite en français par le docteur P. Lebrun, le professeur Bennett s'exprime ainsi :

« Je regarde donc le tubercule, comme un exsudat qui peut être versé dans tous les tissus vasculaires, de la même manière et par le même mécanisme que dans l'inflammation ; seulement, par défaut de puissance vitale, il est incapable de passer par les mêmes transformations, et est le siége d'efforts faibles et abortifs d'organisation, qui, le plus souvent, comme résultat, se terminent par la désintégration et l'ulcération. Par la même raison, nous observons que quand une vraie inflammation devient chronique, avec faiblesse, les symptômes et les phénomènes généraux deviennent identiques à ceux de la tuberculose. Par suite, il y a peu de différence entre une pneumonie chronique du sommet d'un poumon et une phthisie, l'une passant dans l'autre. Quand nous nous efforçons de découvrir l'ORIGINE de la faiblesse qui produit cet effet sur l'exsudation, nous devons l'attribuer à une nutrition imparfaite. »

L'aperçu que je viens de donner des doctrines histologiques modernes et récentes sur la cause et la nature de la phthisie pulmonaire serait incomplet, si je ne parlais de l'ouvrage érudit et classique de MM. Hérard et Cornil (1). Les auteurs de cet œuvre me semblent occuper une position moyenne entre les deux écoles histologiques citées, celle de Virchow et celle du professeur Bennett d'Édimbourg. Ils acceptent la tuberculisation granuleuse ou miliaire comme point de départ, peut-être constant, de la phthisie pulmonaire chronique, mais regardent les dépôts chroniques que l'on trouve, comme le résultat de broncho-pneumonies catarrhales, de pneumonies lobulaires, qu'ils décrivent sous le nom de *pneumonie caséeuse.*

A la page 526, sous le titre d'*Étude comparée des diverses formes de la Phthisie pulmonaire*, je trouve quelques pages qui résument admirablement la doctrine de ces savants médecins. Je les transcris textuellement :

« L'étude symptomatique à laquelle nous venons de consacrer de longs et minutieux développements a fourni, nous l'espérons, la démonstration de deux faits importants que ces recherches cliniques avaient pour but d'établir, à savoir : que dans toutes les variétés de la phthisie pulmonaire on retrouve des lésions identiques (granulations, pneumonie) ; que la forme de la maladie est essentiellement déterminée par l'étendue de ces lésions, par leur combinaison en proportions diverses, en même temps que par la rapidité variable de leur évolution.

« La première de ces propositions a été surabondam-

_______

(1) *De la phthisie pulmonaire, étude anatomique, pathologique et clinique,* par MM. Hérard et Cornil, Paris, 1870.

ment prouvée par les détails d'anatomie pathologique dans lesquels nous sommes entrés.

« Pour ce qui est en particulier de la *granulation*, nous avons vu qu'elle ne constituait pas une lésion en dehors de la tuberculisation (*granulie*), qu'elle n'appartenait pas non plus à une forme particulière de la tuberculisation (*phthisie aiguë*), mais qu'on la retrouvait dans toutes les variétés admises, aussi bien dans la forme chronique que dans les formes subaiguës, aiguës, galopantes, etc. Nous répéterons que, si l'apparence extérieure de ces granulations, leur volume, leur composition histologique, paraissent différer, c'est uniquement parce qu'on les examine à des époques différentes de leur évolution. Mais au début elles s'offrent toujours sous la forme de nodosités grises, demi-transparentes, dont les dimensions, d'abord très-petites, microscopiques, s'accroissent insensiblement en même temps qu'elles deviennent opaques au centre, puis tout à fait jaunâtres. Que si, dans la tuberculisation chronique, ce dernier aspect des granulations est plus fréquemment rencontré, c'est que ces granulations sont plus vieilles et qu'elles ont eu le temps de passer par toutes les phases de leur développement, et d'arriver au dernier terme de leurs métamorphoses, la régression granulo-graisseuse. Dans les formes plus aiguës et plus rapidement mortelles, telles que la phthisie granuleuse généralisée, ces granulations sont les mêmes; elles eussent subi les mêmes transformations si la mort n'avait arrêté leurs évolutions. Cela est si vrai que, quand la maladie est moins promptement funeste, dans les cas rares où un seul poumon est atteint de phthisie granuleuse généralisée, ou bien quand les poumons ne sont pas envahis simultanément, comme dans quelques observations de M. Colin, on voit à côté de granulations grises et demi-transparentes des granulations opaques, jaunâtres, caséeuses, absolument comme dans la tuberculisation chronique. Dans celle-ci, d'ailleurs, on rencontre très-souvent, au milieu des produits anciens, des poussées récentes de granulations avec les caractères extérieurs des jeunes granulations, dans le lobe inférieur du poumon, par exemple, ou encore sur les plèvres viscérales et pariétales.

« Quant aux *pneumonies*, elles sont également les mêmes, quelle que soit la forme de la tuberculisation qui se présente à l'observateur. C'est toujours cette pneumonie catarrhale lobaire ou lobulaire dont les produits intra-alvéolaires se résorbent avec une extrême difficulté, et passent au bout d'un temps variable à l'état caséeux, de manière à représenter ces masses jaunâtres plus ou moins volumineuses, quelquefois étendues à une grande partie de parenchyme (*infiltration tuberculeuse des auteurs*), ou ces îlots disséminés qui répondent plus particulièrement à ce que l'on désigne à tort sous le nom de *tubercule cru jaune*. Ce passage de la pneumonie catarrhale à la pneumonie caséeuse s'effectue avec plus ou moins de vitesse. Dans la forme galopante il est exceptionnellement rapide. En général, il exige un certain temps, et c'est pour cela que l'état caséeux est si commun dans la tuberculisation chronique, si rare, au contraire, dans la forme pneumonique de la phthisie granuleuse généralisée. La mort survient dans ce cas avec une telle rapidité, par suite de l'étendue des altérations, que l'inflammation des poumons n'a pas le temps de dépasser la période de congestion et d'hépatisation rouge lobulaire, sans cela elle arriverait également aux phases caséeuses ; mais ce qui montre que ce sont bien les mêmes altérations, c'est que quelquefois l'on observe dans cette forme un ou plusieurs noyaux caséeux au sommet ou même quelquefois de petites excavations qui annoncent un travail morbide plus ancien et de même nature que les pneumonies de la forme chronique. Ce qui prouve encore mieux que ces lésions sont identiques, c'est que si, par une cause quelconque, la mort est retardée, les pneumonies ont le temps de parcourir les dernières phases de leur développement, et l'état caséeux apparaît. »

D'après les détails qui précèdent il paraîtrait que Virchow, Niemeyer et leurs disciples, c'est-à-dire l'école allemande, limitent le tubercule pulmonaire presque exclusivement à la tuberculisation générale miliaire, et regardent la phthisie pulmonaire chronique des auteurs tout simplement comme une pneumonie ou broncho-pneumonie chronique.

D'un autre côté, le professeur Bennett, d'Édimbourg, histologue très-distingué, chef d'école dans la Grande-Bretagne, nie en principe la doctrine cellulaire de Virchow et appuie, quant à la tuberculisation pulmonaire, les doctrines de Laennec et de Louis, se fondant aussi sur l'étude microscopique de l'anatomie pathologique des poumons. Il explique les dépôts phthisiques par l'infiltration tuberculeuse du parenchyme pulmonaire, comme nos anciens maîtres, et n'accepte pas la pneumonie caséeuse comme l'interprétation de ces dépôts.

Entre ces deux opinions extrêmes, se trouve la manière de voir de MM. Hérard et Cornil. Ces médecins croient que les granulations tuberculeuses sont une partie intégrante de la maladie sous toutes ses formes, qu'elles sont probablement toujours présentes (p. 583). Mais ils acceptent la broncho-pneumonie caséeuse comme la cause, l'explication des dépôts que l'on trouve dans le tissu pulmonaire, dans la phthisie chronique. Ils croient, en même temps, que ces formes de pneumonie sont toujours cachectiques, se développent comme le tubercule sous l'influence d'une cause débilitante, d'une dépression de la vitalité générale (p. 658).

En faisant le résumé des doctrines histologiques récentes sur la nature intime de la phthisie pulmonaire, j'ai, autant que possible, laissé parler les auteurs dont je cite les vues, crainte d'erreur de ma part. Mais, comme je l'ai dit, en dehors de ces auteurs il y a les médecins cliniciens, c'est-à-dire la grande masse des praticiens qui sont appelés à appliquer et à mettre en pratique les idées théoriques émises par leurs maîtres. Ils ont certainement le droit de formuler une opinion fondée sur leur expérience personnelle. Or, c'est comme clinicien, comme praticien que j'incline, soit vers l'école d'Edimbourg représentée par mon célèbre homonyme le professeur Bennett; soit vers l'école de Paris représentée par MM. Hérard et Cornil. Il me semble impossible, cliniquement, que la phthisie pulmonaire chronique soit seulement une forme de la pneumonie chronique.

Les deux maladies varient de tout en tout. La pneumonie est une maladie très-commune et très-guérissable, pourvu qu'on ne saigne pas le malade à blanc, pourvu qu'on ne l'affaiblisse pas en l'affamant, et en lui donnant du tartre stibié à haute dose, pourvu, en un mot, qu'on le laisse tranquille et qu'on le nourrisse, comme l'a demontré le professeur Bennett en traitant de la pneumonie aiguë. Sur plus de 100 malades traités ainsi à l'hôpital d'Edimbourg, il n'en perdit qu'un sur 32, au lieu d'un sur « 3 à 7 », la mortalité ordinaire. La phthisie pulmonaire, d'autre part, est un arrêt de mort pour la plupart des personnes qu'elle attaque, malgré tous les progrès de la thérapeutique moderne. Pour la plupart de ses victimes, cette maladie n'est « qu'une manière de mourir ». Les symptômes, la marche, les indications thérapeutiques sont tout autres que dans la pneumonie franche.

C'est avec intention toutefois que j'ai dit « pour la plupart », car la phthsiie pulmonaire chronique n'est pas, nécessairement, une maladie mortelle ; j'en suis moi-même une preuve convaincante. Il est possible de guérir, et j'ai aidé à la guérison de beaucoup de cas indubitables. Mais on n'obtient ces guérisons qu'en rejetant les doctrines inflammatoires de Broussais et de l'école allemande dans leur application à la thérapeutique. Pendant mon internat à Paris, je passai une année à l'infirmerie de la Salpêtrière où je fis un très-grand nombre d'autopsies de vieillards «femmes.» Plusieurs fois, comme ceux qui me précédèrent et me suivirent dans ce champ d'observation, je trouvai des formations crétacées, des cavités en partie cicatrisées au sommet des poumons, traces de phthisie pulmonaire anté-existante, guérie spontanément. J'en fus si frappé, que j'écrivis à cette époque un mémoire sur la guérison spontanée de la phthisie pulmonaire que j'ai retrouvé dernièrement parmi mes manuscrits.

Dans ces temps, il y a quarante ans, les doctrines

de Broussais régnaient encore dans la thérapeutique. Le traitement de la phthisie était craintif, débilitant. On regardait la maladie comme une affection dans laquelle l'élément inflammatoire dominait, comme presque nécessairement mortelle. On la soignait dans ces vues, et les malades mouraient tous ou presque tous. Depuis cette époque (1840), la thérapeutique a changé d'aspect. Les médecins les plus éclairés, les plus avancés ont adopté un vitalisme rationnel. Ils ont compris que dans toutes les maladies c'est une erreur d'affaiblir le malade pour tuer la maladie, qu'il faut, au contraire, lui laisser sa force vitale, qu'il faut même essayer, par tous les moyens possibles, de l'augmenter. En un mot, les anciennes doctrines antiphlogistiques ne sont plus à l'ordre du jour.

Quelques médecins distingués, en Angleterre, ont voulu voir dans ces revirements de doctrines médicales et thérapeutiques le résultat d'un changement de type dans la maladie. Selon eux, les maladies et les malades ne seraient plus aujourd'hui ce qu'ils étaient il y a quarante ans. Autrefois, les maladies auraient été inflammatoires, sthéniques, maintenant elles seraient anémiques, asthéniques. Je n'accepte pas cette manière de voir. Pour moi, la maladie est absolument aujourd'hui ce qu'elle était il y a quarante ans, quand je commençai l'étude de la médecine. C'est moi qui ai changé, non pas la pathologie. L'idée contraire me semble avoir son origine dans la vanité individuelle de vieillards illustres qui, accoutumés à dominer, à imposer la loi, ne veulent pas s'avouer qu'ils ont eu tort dans leur jeunesse et même dans leur âge mûr.

Quant à la phthisie pulmonaire, comme je viens de

2

le dire, les malades que je vis traiter, ou que j'ai traités moi-même, dans les premiers temps de ma carrière médicale, d'après les doctrines antiphlogistiques du jour, mouraient tous ou presque tous. Parmi ceux que je traite depuis une vingtaine d'années dans des idées autres, selon le vitalisme rationnel, développé dans ce livre, un assez grand nombre arrivent à une guérison plus ou moins parfaite.

Or, la doctrine de l'école allemande histologique de nos jours, ayant une tendance directe et inévitable à ramener la thérapeutique vers les idées qui laissaient mourir autrefois des malades guérissables, est une doctrine dangereuse sous le point de vue clinique, surtout pour les jeunes médecins. Un jeune praticien, quelque instruit qu'il soit, qui pense qu'il n'a affaire qu'à une pneumonie catarrhale, qu'à une pneumonie lobulaire, qu'à une pneumonie caséeuse chronique, est le plus souvent loin d'envisager l'affection dont souffre son malade comme un arrêt de mort probable. Cependant, ce n'est qu'en l'envisageant comme tel qu'il peut espérer la guérir.

On ne fait pas les sacrifices, les efforts nécessaires pour une simple pneumonie locale. Je le vois presque tous les jours. A chaque moment, l'hiver, je vois des malades arrivant de l'Amérique, de l'Allemagne, de la France, de l'Angleterre, souvent des médecins, qui viennent à moi souriants, joyeux. Ils me disent qu'ils ont une petite pneumonie catarrhale, un peu de pneumonie chronique au sommet du poumon, et ils espèrent que quelques semaines, tout au plus quelques mois, leur permettront de retourner à leurs occupations, à leurs plaisirs, à leurs habitudes. Je les examine et je

trouve une phthisie au deuxième ou troisième degré !
Ils sont à mille lieues de croire que la mort (*pallida
mors*) a posé sa main sur eux, que leur carrière ambitieuse ou sociale est finie, qu'il s'agit de tâcher de sauver
le navire en jetant la cargaison à l'eau, c'est-à-dire en
faisant les efforts les plus désespérés, les sacrifices les
plus cruels, les plus continus.

Quelle que soit la nature intime des dépôts, des
formations chroniques dans le poumon, qu'ils soient
tuberculeux ou seulement inflammatoires, un fait est
certain, c'est que c'est la maladie décrite par Bayle,
Laënnec, Louis et autres, comme la phthisie pulmonaire. L'appeler pneumonie catarrhale, lobulaire,
caséeuse, consolidations pulmonaires localisées, tumeurs adénoïdes ou lympathiques, comme on le fait
maintenant en Allemagne, en France, en Angleterre,
en Amérique, est une déception, une embûche thérapeutique. A moins, toutefois, qu'on n'attache sans réserve, à ces appellations nouvelles, l'ancienne idée de
la phthisie, d'une maladie qui tend naturellement
et fatalement à la destruction des poumons et à la
mort. Malheureusement, comme je viens de le dire,
le plus souvent il n'en est pas ainsi. Le jeune médecin sous l'influence d'une nomenclature nouvelle,
d'idées théoriques probablement erronées, et le malade
sous l'influence de son médecin, restent dans une ignorance funeste jusqu'à ce qu'il soit trop tard.

Si donc nous retenons et si nous employons ces expressions : pneumonie localisée, catarrhale ou caséeuse, induration limitée inflammatoire d'une partie
du poumon, abcès scrofuleux, c'est notre devoir d'expliquer à nos malades que ce sont seulement des phrases

modernes pour indiquer la phthisie pulmonaire, qu'ils sont « poitrinaires », en un mot, en danger de mort. Autrement, il est de toute impossibilité de leur faire accepter les sacrifices sans lesquels il n'y a presque pas de guérison possible.

Comme l'affection chronique des poumons, dans laquelle se rencontrent ces conditions morbides, constitue la maladie partout acceptée comme la phthisie pulmonaire, nous ne pouvons, il me semble, faire mieux que de garder cette dernière appellation. En agissant ainsi, nous n'avons pas l'air de prononcer une décision sur des questions encore en litige. En même temps, nous faisons comprendre à nos malades, comme autrefois, que nous avons affaire à une maladie sérieuse et fatale, que nous avons à traiter une maladie qui, si elle n'est pas arrêtée dans son cours, tend à s'empirer progressivement et à terminer la vie, une maladie par suite de laquelle une grande proportion de la race humaine passe dans l'éternité. Quant au mot *Tuberculose*, on pourrait l'appliquer à la tuberculisation aiguë miliaire, pourvu que ce soit par suite du consentement général.

Quelles que soient les opinions qu'on adopte sur la nature intime des conditions morbides des poumons qui constituent la phthisie pulmonaire, il me semble qu'il ne peut y avoir qu'une opinion sur leur caractère secondaire. La maladie des poumons, qu'elle soit aiguë ou chronique, ne peut, en effet, être regardée que comme un épiphénomène, le résultat secondaire d'une maladie constitutionnelle, d'une diathèse générale, qui précède, occasionne et domine la maladie des poumons. Une fois que la vitalité générale organique est affaiblie, par quelque cause que ce soit, la diathèse phthisique peut se manifester, et les poumons peuvent devenir le siége des formations exsudations, ou dépôts que nous avons décrits.

Dans l'étude de la nature et des causes de la phthisie pulmonaire, et des maladies tuberculeuses en général, nous devons donc pénétrer plus en avant que nous ne le pouvons au moyen des recherches histologiques les plus minutieuses. L'observation clinique nous démontre que la manifestation de ces formes de maladies des poumons, aiguës ou chroniques, doit être regardée comme le résultat et la preuve d'une diminution sérieuse, peut-être finale, de l'énergie nerveuse et vitale. En autres termes, on peut la regarder comme l'évidence indubitable d'une ruine commençante de l'organisation, par suite de défaut de puissance nerveuse ou vitale. Comme je l'ai déjà dit, la phthisie pulmonaire est tout simplement, pour un grand nombre de ceux qu'elle attaque, « une manière de mourir ».

A moins que la vitalité de l'individu ne soit excitée, ravivée, l'état morbide fera assurément des progrès, et la vie sera anéantie, dans un temps plus ou moins long, selon la constitution du malade et la forme de la maladie.

L'essence de la vie est la vitalité organique qui varie selon l'espèce, selon l'individu. Toute organisation, soit animale, soit végétale, naît et se développe avec une vitalité déterminée d'avance, et différente. C'est par suite de vitalité organique propre, que la vie moyenne diffère dans un chêne, un frêne, un sapin, comme aussi dans la baleine, l'éléphant, le cheval, le chien, et dans l'homme lui-même. La durée moyenne de la vie dans chaque espèce est atteinte dans les organisations qui ont été créées dans des conditions favorables, avec une vitalité organique normale, et qui poursuivent leur existence dans des conditions favorables à la vie. D'autre part, cette durée moyenne de la vie n'est pas atteinte chez ceux qui ont été créés dans des conditions défavorables, avec une vitalité défectueuse, ou chez lesquels la vitalité, à l'origine normale, a été modifiée, entravée, amoindrie, détruite par les conditions défavorables dans lesquelles l'existence s'est passée.

C'est dans de telles considérations, selon moi, qu'il faut chercher la vraie origine de la phthisie pulmonaire et de la tuberculisation en général. C'est aussi dans ces considérations qu'on trouve l'explication des formes ou types sous lesquels la maladie se présente, et celle des résultats du traitement. Nous y comprenons, cela va sans dire, la prédisposition héréditaire.

La phthisie pulmonaire envisagée de cette façon, loin d'être un fléau inexplicable, attaquant sans raison les jeunes et les vieux, devient une des prévisions par lesquelles l'intégrité de la race humaine a été protégée. Si ceux qui de naissance ou autrement sont faibles et souffreteux, chez lesquels la vitalité est affaiblie, originellement ou secondairement, pouvaient habituellement propager leur espèce de manière que leurs enfants vécussent, la race humaine dégénérerait bientôt, deviendrait une race de pygmées, de nains maladifs, et, à la fin, s'éteindrait. La phthisie pulmonaire est, en réalité, une des maladies destinées à éliminer ceux qui sont faibles, imparfaits, et par suite inaptes à perpétuer la race humaine dans son intégrité. Pour l'individu, il peut sembler dur d'être éliminé pour le bien de la race humaine, mais si nous nous élevons au-dessus de l'individu, si nous envisageons l'intérêt et le bien-être de la famille humaine dans son entier, on verra que ces maladies si fatales sont un bienfait de la Providence. On peut les comparer aux ouragans dans les pays tropicaux, qui purifient la terre, et contribuent à la rendre saine et habitable, quoique, souvent, aux dépens de grandes misères individuelles.

Un homme, une femme, qui sont vieux, qui ont hérité d'une mauvaise constitution, qui souffrent d'une maladie chronique, ou qui ont été affaiblis par la maladie, par les privations, par le chagrin, des parents en un mot chez lesquels la vitalité organique est affaiblie, ne peuvent donner une forte ou même une moyenne vitalité à leurs enfants. Nul ne peut donner aux autres ce qu'il ne possède pas lui-même. Il en est de même avec les plantes. La graine d'une plante jeune et vigoureuse produit des plantes saines et vigoureuses, tandis que les graines de plantes vieilles, affaiblies, malades, produisent des rejetons pareils.

Les enfants qui viennent au monde dans des conditions défavorables, comme les plantes, peuvent présenter d'abord l'apparence de la santé, peuvent être beaux et vigoureux, mais cette condition ne dure pas. C'est une déception, car la vitalité originelle, héritée, est défectueuse. De tels êtres sont comme de mauvaises montres, faites avec des rouages inférieurs. Elles ont bonne apparence et vont bien pour un certain temps, mais bientôt elles s'usent, vont mal, et si elles sont mises en bon état, elles se dérangent de nouveau, et puis s'arrêtent. Une bonne montre, au contraire, faite avec de bons rouages, marche cent ans, et si, par hasard, elle se dérange, elle va aussi bien que jamais une fois qu'elle a été mise en ordre. C'est de cette façon que s'explique la mort par la phthisie pulmonaire, à l'âge de dix, quinze, vingt ans, de jeunes gens en apparence sains, mais doués d'une vitalité défectueuse ; et cela même quand ils ont été élevés et ont vécu dans des conditions favorables pour la santé et pour la vie. Ils ont déjà épuisé la dose de vitalité qu'ils ont reçue de leurs parents. Ils ont usé entièrement leur capacité et leur puissance constitutionnelles, et la ruine de leur organisation se manifeste par la phthisie pulmonaire, qui termine leur carrière terrestre, à moins qu'un traitement hygiénique rationnel et énergique ne parvienne à remonter leur vitalité.

Ceux qui, heureusement pour eux, sont nés avec une certaine dose de puissance vitale, de parents jeunes et sains, peuvent l'affaiblir à mesure qu'ils avancent dans la vie. Des conditions hygiéniques défavorables, les accidents, les inquiétudes, les chagrins de la vie, les mille et un incidents, fatigants ou pénibles, qui accompagnent les combats sociaux pour l'existence, peuvent détériorer une constitution, bonne dans l'origine, et affaiblir, ou même anéantir, la vitalité. Quand il en est ainsi, la mort peut arriver de cent manières, par cent maladies différentes. Mais un des modes les plus ordinaires par lesquels se manifeste cette détérioration, cette ruine organique, c'est la phthisie pulmonaire, surtout dans les villes. Dans la vie des villes, l'air atmosphérique est, le plus souvent, délétère, de mauvaise qualité, et cette condition est pour moi une des causes les plus importantes et actives de la Phthisie.

Dans les deux cas, soit que la phthisie pulmonaire attaque des personnes chez lesquelles la vitalité organique fait défaut, soit qu'elle attaque celles chez lesquelles une vitalité, vigoureuse dans l'origine, a été diminuée par les épreuves de la vie, la maladie locale est, en réalité, tout à fait secondaire. La phthisie n'est pas la vraie maladie, mais en est seulement un symptôme. Le vrai mal, c'est la vitalité affaiblie ou épuisée. Ainsi, quand, dans une forêt, un arbre est attaqué par des insectes, des fongus ou des parasites de toute espèce, ce n'est qu'en apparence qu'ils en causent la maladie et la mort. Un arbre jeune, vigoureux, sain résiste à leurs attaques par sa vitalité même. Plein de vie et de sève, il ne craint pas de tels ennemis ; s'ils se saisissent de son compagnon moins heureux, c'est parce que celui-ci est déjà malade, épuisé. Le vrai remède n'est pas de gratter et d'enlever la mousse, de tuer les parasites, car d'autres leur succéderaient, mais d'éloigner toutes les causes de mauvaise santé et de maladie. En d'autres termes, il faut remonter la vitalité organique de l'arbre, en remuant et en renouvelant la terre autour des racines, en enlevant les eaux croupissantes, en le protégeant contre toute influence pernicieuse. Ce n'est que de cette manière que nous pouvons espérer arrêter la marche du mal et le rendre à la santé et à la vie. Si le succès couronne nos efforts, l'arbre peu à peu se débarrassera de ses ennemis, leur résistera comme ses voisins sains, et pourra même, dans la suite des temps, regagner sa vigueur et sa beauté d'autrefois.

Tel doit être, je le pense, le traitement de la phthisie pulmonaire. Il n'y a pas de panacée pour une maladie qui n'est au fond que l'expression de la détérioration, de l'épuisement de la force vitale. Mais un médecin éclairé peut beaucoup pour arrêter le progrès de cet affaiblissement organique, pour entraver et même guérir la maladie que cet affaiblissement entraîne à sa suite, par l'influence combinée de l'hygiène, du climat et d'une thérapeutique rationnelle. Tels sont les trois éléments de traitement que je vais essayer de développer, et cela dans l'ordre donné, l'ordre de leur importance relative.

# CHAPITRE II



TRAITEMENT HYGIÉNIQUE.

HYGIÈNE CORPORELLE. — ALIMENTATION. — BOISSONS ALCOOLIQUES. — RESPIRATION ET VENTILATION. — LA PEAU. — EXERCICE. — HYGIÈNE MENTALE. — PASSIONS.

Si, comme je l'ai affirmé dans le chapitre précédent, les dépôts ou exsudations formés dans les tissus pulmonaires intimes qui constituent la maladie appelée phthisie pulmonaire, sont le résultat d'un défaut de nutrition, lui-même le résultat de vitalité fautive, héréditaire ou acquise, les règles du traitement deviennent claires et précises. Elles doivent être surtout fondées sur l'observation rigide des lois de l'hygiène. Dans la plupart des exemples de cette maladie, que l'on rencontre dans la pratique, l'observation attentive des antécédents démontrera que ces lois ont été, plus ou moins, méconnues, souvent entièrement négligées.

Les lois de l'hygiène comprennent les conditions corporelles, mentales et sociales, qui sont les plus favorables au parfait développement de l'économie humaine, qui assurent le mieux son bien-être. Ces conditions n'ont été clairement élucidées que depuis les temps modernes, par les recherches de la médecine moderne, et sont journellement méconnues par la grande majorité de la race humaine. Ceux qui sont forts et vigoureux, qui ont reçu de leurs parents une constitution saine et forte, et qui vivent dans des milieux salubres, enfreignent ces lois avec une certaine impunité, du moins pour un temps. Mais il n'en est pas de même de ceux qui sont faibles et maladifs, de ceux qui sont nés avec une vitalité de bas aloi, et qui vivent dans des conditions non hygiéniques. Dans l'un ou l'autre cas, des existences qui auraient pu atteindre et même dépasser le terme moyen de la vie, sous des conditions favorables, sont prématurément terminées, et souvent par la phthisie pulmonaire.

L'hygiène du corps comprend surtout une nourriture saine et abondante, un air pur, une peau bien lavée, nettoyée, détergée, et un exercice rationnel. En théorie il paraît si naturel de demander à des malades, souffrant d'une maladie caractérisée par la langueur et par la débilité, de veiller scrupuleusement à l'observation des lois de l'hygiène, qu'il semble inutile d'appuyer sur leur observation dans la vie journalière. Dans la pratique toutefois, ces lois sont presque toujours négligées, souvent par le médecin lui-même, par suite de préjugés fortement enracinés. Un grand nombre de médecins ont leur attention tellement fixée sur les phénomènes inflammatoires de la maladie, qu'ils oublient entièrement que les modifications anatomiques progressives des tissus pulmonaires, qu'elles soient inflammatoires et cacoplastiques ou qu'elles soient tuberculeuses, que leur ramollissement, que les hémorrhagies et que les irritations laryngiennes et bronchiques, qui précèdent ou accompagnent le développement de la maladie, ne sont que les symptômes locaux d'une diathèse générale. S'exagérant l'importance de l'élément inflammatoire, ils n'osent appliquer à leurs malades les lois ordinaires de l'hygiène; ils n'osent donner du vin et une nourriture abondante et fortifiante; ils n'osent donner de l'air frais et pur en grande quantité, jour et nuit ; et ils n'osent entretenir la peau dans un état de fraîcheur et de santé, et favoriser ses excrétions par des ablutions journalières d'eau froide ou tiède. Cependant cette timidité est une erreur fatale, car ce sont les moyens principaux par lesquels il est possible d'améliorer la nutrition et de l'amener à une condition normale. C'est en appuyant sur ces éléments de traitement dans la vie journalière, seulement, que l'on parvient à arrêter la marche de la maladie, à la dominer et à la guérir.

Le régime d'un phthisique doit comprendre tout ce qu'il y a de plus nourrissant : viande, poisson, volaille, œufs, lait, pain. Ces aliments doivent être bien cuits et abondants, la quantité étant limitée seulement par le pouvoir digestif du malade. Je dirai même que, selon moi, le principal pouvoir qu'a le médecin dans le traitement de la phthisie pulmonaire est celui qu'il exerce sur les fonctions digestives quand elles sont affaiblies ou détériorées. Si les malades peuvent manger, digérer et assimiler, ils ont bonne chance ; on peut espérer de voir la marche de la maladie s'arrêter et même de voir guérir les malades. S'ils n'y arrivent pas, avec les secours éclairés de la médecine, leur chance de guérison est bien minime.

Le médecin, toutefois, ne doit pas oublier un fait important, sur lequel j'ai longuement appuyé dans un ouvrage : *La Nutrition en état de santé et de maladie*, publié en 1856, à Londres. — Il y a deux espèces, deux types principaux de puissance digestive. Chez les uns, la digestion est rapide ; chez les autres, elle est lente. Chez les personnes à digestion rapide, le besoin de nourriture se reproduit trois ou quatre fois dans les vingt-quatre heures, et ils peuvent prendre et digérer de la viande presque à chaque repas. Ce besoin de nourriture est impérieux s'il n'est pas satisfait, ces individus se trouvent faibles et malades. L'autre classe digère plus lentement, plus laborieusement. Ils ne peuvent manger avec avantage, sans digestion difficile, que deux ou tout au plus trois fois dans les vingt-quatre heures, et ils ne peuvent guère manger de la viande qu'une fois. Ceux qui appartiennent à cette dernière catégorie deviennent dyspeptiques, s'ils essayent de se conformer aux habitudes des personnes qui demandent des repas nombreux et substantiels. Le vrai remède de leur dyspepsie ne se trouve pas dans les médicaments, mais dans un régime et des habitudes appropriés à leur constitution individuelle.

Or ces manières d'être, ces idiosyncrasies de l'homme sain, se continuent chez l'homme malade et doivent être étudiées pour que la nutrition de l'individu se fasse bien. Il n'y a, en somme, de règle pour le régime que la constitution de l'individu. Je ferai en passant la remarque qu'il est démontré pour moi, que les personnes qui digèrent lentement soutirent plus d'éléments nutritifs d'une quantité donnée d'aliments que ceux qui digèrent plus rapidement. Par conséquent ils n'ont vraiment pas besoin d'autant d'aliments pour être pleinement nourris.

Une quantité modérée de vin, comme tonique et stimulant des fonctions digestives, me semble indiquée et bien supportée même dans la phthisie avancée. Avec ou sans fièvre, je donne dans les vingt-quatre heures un quart, un tiers, une demi-bouteille de bordeaux, de bourgogne, ou de vin du Rhin, presque toujours avec de l'eau, aux repas. Depuis quelques années, dans les États-Unis d'Amérique et même en Angleterre, on a beaucoup vanté l'eau-de-vie de grains, le whiskey et autres spiritueux dans le traitement de la phthisie pulmonaire. On la donne aux malades en assez grande quantité, et ils suivent assez volontiers ce régime singulier. Quant à moi, j'ai la conviction que l'effet stimulant et vivifiant des spiritueux est un piége pour les malades. Il leur cache leur faiblesse, leur donne une force factice, un enjouement trompeur ; mais tout cela n'est que momentané, l'effet stimulant momentané passé, la faiblesse et la dépression d'esprit sont alors plus grandes. En outre, j'ai toujours observé que l'usage des spiritueux diminue plutôt qu'il n'augmente l'appétit et les forces digestives et nutritives. S'il convient de donner des aliments carbonatés, il me semble que l'indication est mieux remplie par les huiles médicinales, telles que l'huile de foie de morue, ou l'huile d'olive ; toute l'économie s'en trouve mieux. Cette opinion, ces vues ne sont pas seulement théoriques, j'ai vu beaucoup de personnes, surtout des Américains, qui avaient longtemps suivi un traitement dont les spiritueux formaient la base sans en avoir tiré de bons résultats ; tout au contraire.

Il me semble que l'emploi des spiritueux à haute dose sort, tout à fait, de ce que j'appelle un traitement hygiénique. En hygiène vraie, les boissons fermentées, spiritueuses, constituent une épée à deux tranchants.

En petite quantité, elles rendent de vrais services, activent la digestion, fortifient, tonifient l'économie. Mais la limite hygiénique est bientôt atteinte, bientôt franchie, surtout chez les malades en général et chez les phthisiques en particulier. Quand on passe cette limite, au lieu de faire du bien elles font du tort à l'économie.

En état de santé comme en état de maladie, si une quantité quelconque d'une boisson alcoolique plus grande qu'il ne convient à l'individu a été prise, la digestion est troublée au lieu d'être facilitée. Qu'il en est ainsi, cela est prouvé par un sommeil inégal, interrompu, peu réparateur et par une langue blanche et sèche le matin au réveil. Quand on se réveille le matin en état de santé, la langue doit être nette et humide, comme celle d'un enfant sain. Il ne doit pas y avoir des dépôts entre et à la base des dents, on ne doit pas avoir besoin de se rincer la bouche, de se nettoyer les dents pour être à son aise. Quand chez une personne saine cet état existe au réveil, le plus souvent c'est que la dose hygiénique de boisson alcoolique a été dépassée le jour auparavant. Des erreurs de régime, quant à l'alimentation, produisent les mêmes résultats, mais d'une manière moins prononcée. Aussi, en essayant de régulariser le régime dans ces cas, c'est d'abord aux boissons qu'il faut s'adresser, et puis aux aliments solides. En étudiant l'individu ainsi on trouve souvent que quelque erreur journalière est commise, soit dans la quantité, soit dans la qualité des boissons ou des aliments, soit encore dans le nombre ou l'heure des repas. Ces règles, vraies dans l'état de santé, le sont tout autant en état de maladie. Dans les maladies chroni-

ques elles aident à fixer, à déterminer le régime à suivre, à trouver la limite alimentaire qu'on ne peut
enfreindre sans désavantage. Elles servent aussi à mettre
sur la voie des désordres et complications du côté des
fonctions digestives, stomacales, hépatiques, intestinales.

En faisant la part des forces digestives individuelles,
et des complications digestives morbides, l'examen des
urines a une grande valeur séméiologique. L'urine de
l'homme, qui a bien digéré ses aliments, doit être
claire, transparente à son passage, et rester claire et
transparente quand elle se refroidit, quelle que soit la
température externe; pourvu toutefois que l'individu
observé n'ait ni maladie aiguë, ni chronique, et pourvu
que la digestion des aliments, prudemment ingérés, soit
bien faite. Si l'urine est trouble, ou devient trouble en
se refroidissant, sans digestion préalable, il y a maladie.
Si claire, sans digestion préalable, elle est trouble ou
devient trouble après l'accomplissement de la digestion
alimentaire, c'est que ce travail digestif s'est mal fait,
que la chylification est défectueuse, et que les reins
ont éliminé en partie les produits de la digestion, sous
la forme de sels qui troublent l'urine chaude ou froide.
Dans ces cas le régime et les habitudes de la vie doivent être analysés avec soin.

Cette règle s'applique aussi dans une maladie chronique comme la phthisie pulmonaire. Dans une telle
maladie, une vraie maladie de langueur, on peut faire
infiniment plus en découvrant et en remédiant à des
erreurs « individuelles » de régime que par les médicaments. Non qu'il faille négliger les ressources de la
thérapeutique médicinale; mais, au nom du sens com-

mun, que peuvent faire en bien quelques centigrammes
d'une substance médicinale quelconque, si l'effet salu-
taire est modifié en mal par des erreurs alimentaires
grossières et renouvelées chaque jour, qui dépravent les
fonctions digestives, et donnent lieu à la formation d'é-
léments assimilateurs de mauvaise nature, à une nutrition imparfaite!

La nutrition de l'homme ressemble à la construction
d'une maison. La maison est construite de pierres. Si
les pierres sont bonnes, la maison est bonne, résiste au
temps, aux orages et aux saisons. Si les pierres sont
mauvaises, la maison tombe en ruine sous leur influence. La maison humaine qu'habite l'homme est
formée, construite par ses repas. Si les repas donnent
de bons matériaux bien élaborés, s'ils sont bien assi-
milés, ils construisent peu à peu une bonne et solide
demeure, à l'épreuve des ouragans. Si au contraire
les repas sont mal digérés, les matériaux de construction sont mauvais, et la maison ainsi construite tombe
en ruine devant les épreuves de la vie humaine.

Un bon régime diététique, assez et pas trop copieux
et nourrissant, établi sur les bases de l'observation individuelle, peut être suivi, dans des limites raisonnables, dans quelque phase que soit la phthisie pulmonaire, dans quelque condition que soient les poumons.

On peut le continuer, qu'il y ait ou non ramollissement, avec fièvre ou sans fièvre, avec ou sans complications. Il faut toujours essayer de passer à travers les
périodes défavorables de la maladie, et à travers ses
complications, sans laisser la nutrition s'affaisser.

Il y a quelques années (1865), j'ai publié dans « The
« Lancet » un mémoire dans lequel je disais que chaque

année je vois dans le Midi, à Menton où je passe mes hivers, un assez grand nombre de femmes phthisiques, souffrant de maladies utérines méconnues. Chez ces femmes la réaction morbide de l'utérus sur l'estomac, que l'on voit si communément dans les affections inflammatoires chroniques de la matrice, est presque toujours présente à un degré exagéré. Non-seulement elles n'ont pas d'appétit, ne peuvent pas prendre les aliments nécessaires à la vie, mais elles sont tourmentées par des nausées constantes. Ces femmes périssent toutes, si l'on ne guérit pas la maladie utérine. Souvent même si on parvient à la guérir, il est trop tard. L'épuisement des forces est trop profond pour qu'aucun stimulant hygiénique, climatérique ou médicinal, puisse arrêter la pente fatale de la maladie. On ne parvient souvent, dans ces cas, qu'à entraver tant soit peu ses progrès, qu'à rendre sa marche descendante plus facile, moins pénible pour le pauvre malade. La maladie se termine par la mort, comme dans les cas dans lesquels ces moyens de traitement n'ont pas été employés, chez les malades qui sont restées au Nord et qui y meurent dans le foyer domestique.

Il ne se passe pas d'hiver que je ne voie plusieurs cas de ce genre, des cas dans lesquels la phthisie pulmonaire est compliquée par des lésions utérines étendues, et dans lesquels la phthisie est évidemment secondaire, le résultat indirect de la maladie utérine. Cette complication sérieuse se rencontre surtout chez les femmes mariées qui ont eu plusieurs enfants, et chez lesquelles la maladie utérine est le résultat d'avortements ou de couches antécédentes. Les symptômes les plus prononcés chez elles sont ceux de la maladie de

poitrine. Par suite elles se sont adressées à des médecins qui ne s'occupent pas d'accouchements ou de
maladies utérines. Il en est surtout ainsi en Angleterre
où les médecins consultants abandonnent cette partie
du champ médical aux accoucheurs en titre. Aussi, avec
mes malades anglaises présentant cette complication,
j'ai souvent à combattre non pas seulement l'effroi et
la répugnance de la malade, mais les doutes des médecins consultés en Angleterre.

Chez ces femmes, comme un grand nombre des phénomènes morbides présentés existent sous l'influence
de la maladie utérine, le traitement et la guérison de
celle-ci sont souvent suivis d'une amélioration rapide,
tout à fait inespérée. L'anorexie, les nausées, le dégoût des aliments, symptômes essentiellement utérins,
disparaissent. L'appétit revient, la nutrition s'améliore,
les forces reviennent, et la maladie pulmonaire s'arrête
dans sa marche descendante.

D'un autre côté si, en traitant la complication utérine, on ne parvient pas à anéantir l'influence morbide
utérine, à rétablir l'état normal des fonctions digestives et la capacité de manger et de digérer, l'affection
pulmonaire empire rapidement. Je l'ai déjà dit, souvent
même, comme quand la maladie utérine est guérie,
quand les malades peuvent manger et digérer, il est trop
tard. La phthisie pulmonaire est trop avancée, le poumon est presque détruit, n'est plus qu'un amas de cavités, un sac suppurant, et la malade s'éteint victime
plutôt de l'affection utérine méconnue que de la
phthisie pulmonaire, en apparence la cause de sa mort.

Il semble, au premier abord, aussi superflu de dire que
dans une maladie de langueur comme la phthisie pulmo-

naire, les malades doivent respirer un air pur, que de dire que leur régime doit être nourrissant et abondant. Mais il n'en est pas ainsi. Théoriquement, la valeur de l'air pur, de l'aliment atmosphérique, est universellement acceptée par les médecins de tous les pays. Pratiquement, elle est presque constamment négligée.

La physiologie de la respiration, — découverte moderne — n'est pas encore généralement appliquée non-seulement dans la vie habituelle, mais même dans le traitement des malades. La plupart des médecins, aussi bien que leurs malades, semblent ignorer le fait important que les besoins de la respiration sont si grands, qu'une ou deux personnes, en très-peu de temps, consomment et vicient tout l'air contenu dans une chambre de dimension ordinaire. Cela étant, à moins que l'air ne soit renouvelé artificiellement ou par une fenêtre ou porte ouverte, en d'autres termes, à moins que l'atmosphère d'une chambre habitée ne soit constamment changée, on doit y respirer un air vicié. Un tel air est de nature à rendre malades les gens bien portants, et à augmenter la maladie chez ceux qui sont déjà malades. L'oubli de cette loi fondamentale de l'hygiène est tellement universel, que même les personnes bien portantes qui ne dorment pas dans des chambres dont les portes, les fenêtres et les cheminées sont hermétiquement fermées sont l'exception. La règle est de dormir dans une atmosphère tellement viciée par la respiration, par les produits excrétoires déversés dans l'atmosphère, que le sang en est empoisonné. De là souvent une détérioration graduelle de la santé, et, souvent aussi, les maux de tête avec lesquels tant de personnes bien portantes se réveillent le matin.

Quand l'économie humaine est malade, et surtout dans les maladies des voies respiratoires, les données de la science et du sens commun sont encore plus profondément outragées. Le plus souvent, quand la principale nourriture que l'organisation peut prendre est la nourriture atmosphérique, quand les poumons malades, ne travaillant qu'en partie à élaborer et à purifier le sang, demandent l'air le plus pur qu'il soit possible de leur donner, on ferme portes et fenêtres, sous prétexte de courants d'air, de refroidissement. On refuse, ainsi, à l'infortuné malade l'air nécessaire à la respiration normale, dont il a un besoin impérieux et qu'il demande même à grands cris.

Il y a une trentaine d'années, dans ma jeunesse, cette erreur fatale et cruelle était poussée à un degré insensé par beaucoup de médecins, et elle l'est encore aujourd'hui dans beaucoup de pays et surtout en Allemagne et dans le nord de l'Europe. Les fenêtres étaient hermétiquement fermées, et du papier collé sur les fentes. Les portes étaient souvent doubles, et l'on fermait l'une avant d'ouvrir l'autre. Les parents sains du malade regardaient comme un devoir pénible d'être forcés de rester dans une atmosphère empoisonnée par la respiration et les émanations du malade. Mais, comme ils croyaient une telle atmosphère « nécessaire pour leur malade bien-aimé, » ils la supportaient et payaient souvent de leur vie leur amour, leur dévouement. D'un autre côté, les malheureux malades souffraient constamment de suffocation, pompeusement nommée dyspnée, par suite du manque d'air et de sa mauvaise qualité. On traitait cette dyspnée factice par les opiacés et les sédatifs, au lieu de la faire cesser en ouvrant la fenêtre, et en donnant de l'air pur aux organes respiratoires. C'est-à-dire qu'au lieu de donner aux poumons malades et diminués de volume l'air dont ils ont un besoin impérieux pour vivifier le sang, on paralysait leur sensibilité nerveuse par les opiacés, de sorte que le malade restait insensible à l'asphyxie lente qu'on lui imposait de force.

Tous mes malades atteints de phthisie pulmonaire, quelle que soit la phase de leur maladie, vivent nuit et jour dans une atmosphère pure, qu'on ne peut obtenir qu'en faisant passer dans la chambre habitée un courant d'air constant. Pour en arriver là, il faut que l'air extérieur puisse constamment entrer et sortir, ce que l'on obtient en ouvrant la fenêtre l'été, la porte l'hiver, dans une chambre à cheminée ouverte. Si l'air entre par la porte, il faut que la porte donne sur un vestibule, couloir, ou autre chambre bien aérée, communiquant avec le dehors.

Il faut toutefois se bien pénétrer du fait qu'une ventilation complète et raisonnable ne s'obtient que difficilement, tant pour l'homme que pour les animaux et les plantes, et demande de l'étude et beaucoup de soins et de jugement. Depuis que je suis moi-même valétudinaire, je me suis beaucoup occupé d'horticulture, et les convictions que j'avais auparavant sur la nécessité d'une bonne ventilation, tant pour l'homme sain que pour l'homme malade, ont été confirmées par ce que je vois dans le règne végétal. Des plantes cultivées sous verre jaunissent, se flétrissent et meurent si elles sont rassemblées dans une serre en trop grand nombre, et si la ventilation n'est pas bonne. Toutefois, leur donner une bonne ventilation, ni trop ni trop peu d'air,

demande de la part du jardinier une attention inces-
sante, beaucoup de peine et beaucoup de bon sens.
En un mot, il faut qu'il exerce en même temps du
jugement et de la discrétion. S'il ne le fait pas, ses
plantes meurent, et il perd sa place ; il est chassé. Que
de médecins je rencontre qui pourraient s'instruire au-
près des pauvres jardiniers, quant à la ventilation. Les
plantes humaines se flétrissent, meurent dans ces conditions, mais la cause n'est pas reconnue. Le médecin
et le malade sont également ignorants de ce qui se passe.

Les phthisiques supportent une bonne ventilation
parfaitement, aussi bien que les personnes saines, la
nuit aussi bien que le jour. Quand on leur fait respirer
constamment, nuit et jour, un air frais et pur, ils ne
gagnent ni pharyngites, ni laryngites, ni pleurésies, ni
pneumonies, et leurs bronchites existantes ne s'aggravent pas. Ceux, au contraire, qui s'enferment, se
calfeutrent dans une chambre chauffée, et respirent
constamment un air chaud et vicié, souffrent de tous
ces accidents. Je le vois chaque année à Menton, chez
des malades traités par les médecins du Nord, qui y
suivent le régime que je condamne. J'ajouterai que chez
mes malades, vivant presque en plein air, la dyspnée,
c'est-à-dire la suffocation, l'asphyxie partielle, est à peu
près inconnue, même dans les dernières périodes de la
vie. Cette suffocation, du reste, se manifeste chez eux
rapidement, si les portes et fenêtres restent closes pendant quelque temps. Ils sentent que l'air auquel ils
sont accoutumés leur manque, qu'une asphyxie partielle
est imminente, et ils réclament l'air à grands cris. Je
dois même ajouter que quelquefois je suis moi-même
presque effrayé de la ventilation qu'exigent des malades

que j'ai débarrassés de leurs préjugés à cet égard. Du reste cela se comprend facilement. Plus le poumon est compromis, plus le champ de la respiration est diminué, plus il devient important que la portion de poumon qui fonctionne reçoive un air pur, chargé d'oxygène, et non un air vicié, dépouillé d'oxygène par des respirations préalables. Aussi toutes les personnes chez lesquelles les poumons sont diminués de capacité par des maladies antécédentes, souffrent plus ou moins d'oppression dans une atmosphère viciée, dépouillée d'oxygène et chargée d'acide carbonique. Une salle de concert, une église, un théâtre, une salle de bal, produisent aussitôt de la dyspnée. Je le ressens moi-même, étant dans ces conditions. Aussi je puis sympathiser avec mes malades.

Je remarquerai, en passant, que les pertes de connaissance, les syncopes, qui se manifestent si souvent chez les jeunes femmes délicates dans ces conditions, ne sont autre chose que des asphyxies par suite de la respiration d'un air vicié par les respirations préalables et par les lumières. On croit communément que ces syncopes sont dues à la chaleur, mais il n'en est rien. Dans les plus fortes chaleurs de l'été, ces mêmes jeunes femmes ne se trouvent pas mal chez elles, dans leurs chambres avec la fenêtre ouverte. Ce qui le prouve encore, c'est que, quand on les sort de la salle, que l'on ouvre une fenêtre et qu'on leur donne de l'air, elles reviennent à la vie. Je les compare aux chiens que l'on suspend dans la « Grotte del Cane », à Naples, d'où émane constamment de l'acide carbonique. Le pauvre chien perd vite connaissance, et semble mort, mais quand on l'étend par terre, au dehors, au bout de quelques secondes, il pousse un soupir, agite ses membres et revient peu à peu à la vie, comme nos jeunes femmes dans les théâtres, salles de concert et églises, dans la vie des villes.

Je suis néanmoins tout prêt à admettre qu'il est très-difficile de bien ventiler une chambre habitée, d'y établir ces courants entrants et sortants, que j'ai décrits, sans y être exposé personnellement. Il est incontestable aussi que la ventilation est bien plus facile à établir en hiver dans un pays du Midi que dans le Nord, où les difficultés de l'application, quoique très-grandes, ne sont pas cependant insurmontables.

Les poumons sont faits physiologiquement pour respirer l'air froid aussi bien que l'air chaud. Ils supportent une température de 40° au-dessous de zéro, aussi bien qu'une température de 40° au-dessus, et ils sont destinés à endurer l'air froid extérieur aussi bien que la figure et les mains. Comment protéger les poumons dans la vie du dehors, s'ils avaient besoin de protection, ce qui n'est pas. Les animaux domestiques qui passent leur vie dans les champs, été et hiver, sont moins sujets aux rhumes, aux bronchites que ceux qui habitent des écuries bien fermées et chaudes.

Peu de personnes reconnaissent, et la plupart ignorent, ce que veut dire, physiologiquement, la respiration pulmonaire. Nous inspirons et expirons à peu près vingt fois dans chaque minute, ce qui donne 1,200 inspirations par heure, ou 28,800 dans les vingt-quatre heures. Ainsi deux personnes qui dorment dix heures dans une chambre avec les portes et les fenêtres fermées, font, entre elles, 24,000 inspirations et expirations. Or à chaque respiration, 500 centimètres cubes d'air (un 1/2 litre) sont introduits dans les poumons et expulsés. A chaque inspiration, nous extrayons de l'oxygène de l'air introduit dans les poumons, et nous y versons de l'acide carbonique, et autres produits délétères, par suite de la désintégration nutritive de nos tissus, solides et fluides. Selon Béclard, l'homme rend environ 444 litres d'acide carbonique dans les vingt-quatre heures, à raison de $18^{lit},5$ par heure. En même temps il absorbe par le poumon de l'oxygène à raison de 21 litres par heure. Qu'on réfléchisse à l'état d'une chambre de moyenne grandeur, habitée la nuit par deux personnes, les portes et fenêtres fermées, comme cela arrive presque toujours, après ces 24,000 respirations, après que 888 litres de gaz délétère, vrai poison, ont été versés dans son atmosphère.

Est-il étonnant qu'une personne entrant tout à coup, le matin, dans une telle chambre, et venant de l'air pur extérieur, trouve que cela sent « le renfermé ». Ce qui veut dire que l'air y sent mauvais, empesté par les émanations des personnes qui y ont couché? Est-il surprenant que les habitants d'une telle chambre aient mal à la tête en se réveillant, empoisonnés comme ils l'ont été toute la nuit par leurs propres émanations réinspirées mille et mille fois. Une demi-douzaine d'hommes dormant dans une telle chambre, ou sous une tente fermée hermétiquement, engendrent des maladies pestilentielles, comme on le voit dans les chambres de logeurs, dans les camps. Et puis, n'y a-t-il pas quelque chose d'absolument dégoûtant à penser que, dans une chambre remplie de monde, sans ventilation, chaque bouffée d'air inspiré a été mille fois jusque dans l'intérieur, jusque dans les recoins les plus intimes du corps, de vingt, de cinquante personnes qui peuvent avoir toute espèce de maladies graves.

Dans un ouvrage d'un médecin irlandais, M. Mac Cormack de Belfast, intitulé « *La phthisie par la respiration d'air déjà respiré* », j'ai trouvé une idée qui mérite d'être répétée. « Si, dit-il, en expirant nous versions dans l'atmosphère du carbone, ou de la fumée visible, au lieu d'acide carbonique invisible, nous apprécierions de suite le caractère délétère d'air déjà respiré; c'est-à-dire d'air qui déjà respiré par l'homme ou les animaux a perdu, en partie, son oxygène, le soutien de la vie, et est devenu chargé des produits de la décomposition des tissus animaux. » L'œuvre de M. Mac Cormack, dont les vues furent présentées, il y a quelques années, à l'Académie française, est le plus éloquent plaidoyer en faveur de l'air pur et de la respiration physiologique que je connaisse, et les faits physiologiques et pathologiques qu'il avance pour appuyer sa proposition sont irréfutables. Son ouvrage mérite d'être plus connu qu'il ne l'est. Il aurait eu plus d'influence sur ses compatriotes qu'il n'en a eu, s'il n'avait adopté des idées trop rétrécies sur l'étiologie de la phthisie pulmonaire. Il l'attribue presque uniquement à cette cause, à la respiration d'air « prérespiré », dans des chambres mal ventilées. Toutefois, je pense qu'il a entièrement raison dans beaucoup de cas, et que la mauvaise ventilation est, de beaucoup, la cause la plus importante et la plus fréquente de la phthisie. Mais quand il met de côté toute influence héréditaire, l'anémie, la débilité, la vitalité abaissée de quelque manière que ce soit comme causes de phthisie, et quand il présente une bonne ventilation comme le seul remède, je ne puis plus le suivre.

L'acide carbonique que les animaux émettent pendant la respiration est plus lourd que l'air atmosphérique. Il est tellement plus lourd qu'on peut le verser
d'un verre dans un autre comme de l'eau. Aussi, il
tombe à terre, par suite de cette gravité spécifique, et,
dans une grande salle de réunion, de bal, de concert,
dans un théâtre, une église, il s'en fait une grande accumulation sur le sol, dans les couches atmosphériques
inférieures. Sous l'influence de la respiration de cet
air pestiféré presque tout le monde se sent alourdi,
mal à l'aise, mais surtout les plus faibles, les enfants
délicats, les jeunes femmes faibles. Ce sont eux qui
surtout se trouvent mal et perdent connaissance.

Moi-même, j'ai une fois ressenti une extrême oppression, et me suis presque trouvé mal dans l'immense
cathédrale de Milan, par suite, sans doute, de l'acide
carbonique accumulé dans les couches inférieures de
l'atmosphère. Cet acide carbonique avait été émis par
les milliers de personnes qui fréquentent les offices, et
y était resté faute de ventilation.

Je me rappelle avoir lu, il y a quelques années, l'histoire intéressante et instructive d'un accident arrivé
dans une mine de charbon de terre. Par suite d'un éboulement cent vingt hommes et garçons y furent ensevelis
et moururent tous avant d'avoir pu être délivrés. Quelques-uns des mineurs avaient tenu un journal pendant
plusieurs jours, jusqu'au moment où ils moururent
sous l'influence de la faim et du mauvais air, et on
trouva ce journal sur eux quand on les déterra. Il
paraît que les petits garçons moururent les premiers,
puis les hommes délicats ou maladifs, tandis que les
hommes forts résistèrent le plus longtemps. Il en est

de même dans nos théâtres, et dans nos salles de concert chargés d'acide carbonique. Les plus faibles succombent les premiers, mais tout le monde en ressent
l'influence pernicieuse, plus ou moins.

Rien ne me surprend plus tous les hivers que la manière insensée dont les habitants du nord et du centre
de l'Europe, pays froids l'hiver, se conduisent à Menton.
Les Allemands, médecins et malades, malgré leur profond savoir scientifique, semblent ignorer, mépriser les
lois si bien connues de la ventilation. Il semblerait que
toutes les données insérées dans leurs livres de science
et enseignées dans leurs universités sur la physiologie
de la respiration soient ignorées, oubliées aussitôt qu'ils
entrent dans la pratique. Je suis à même d'observer ce
qui se passe sur une assez grande échelle, car, depuis
la traduction de mon ouvrage de climatologie en allemand, il y a quelques années, il vient beaucoup d'Allemands à Menton tous les hivers. En 1872, nous en
avons eu plus de quatre cents.

La première chose que fait un natif du nord ou de
l'est de l'Europe à Menton est de commander un
poêle, inconnu autrefois dans ces pays. Le tuyau est
conduit dans la cheminée, et la cheminée elle-même
est hermétiquement fermée avec du plâtre. De plus,
pour se protéger contre l'ennemi supposé, en réalité
l'ami nécessaire, c'est-à-dire l'air atmosphérique du
dehors, le pauvre malade allemand ou russe met des
bourrelets aux portes et aux fenêtres, qu'il tient constamment fermées. Le poêle a une clef que l'on ferme
aussitôt que le bois est réduit en braise, pour retenir la
chaleur. Pour compléter l'arrangement un thermomètre est placé sur le mur, afin d'entretenir constam-

ment une chaleur agréable et égale, disons 18 ou 20°
cent., et tout cela se fait souvent sans que le médecin,
quelqu'instruit et scientifique qu'il soit, y fasse une
opposition sérieuse.

Enfermé ainsi dans une chambre trop chauffée par
comparaison avec l'air extérieur, même à Menton, respirant un air qui a été déjà mille fois respiré par lui-
même et ses amis, un air empoisonné, tout à fait im-
propre à la respiration, la santé du pauvre poitrinaire
en souffre cruellement. Il tousse et crache jour et nuit,
versant à chaque moment dans la chambre une pluie
de pus en vapeur que l'air ramasse dans les foyers pu-
rulents de ses poumons. Puis il a des sueurs froides la
nuit, est suffoqué, ne peut respirer, ce qui n'est guère
étonnant, pauvre malade ! Pour remédier à ces symptômes il prend la morphine, la codéine, les opiacés en
général, jusqu'à ce que ses nerfs pulmonaires sensitifs
soient tellement paralysés qu'ils ne peuvent s'insurger
contre l'air délétère qui l'asphyxie, contre un sang à
moitié oxygéné.

Dans ces conditions si un vent froid arrive, et partout, même sur la Rivière de Gênes, les vents froids
existent en hiver, comme le malade ne peut toujours
rester dans la boîte empestée qu'il habite, il sort, et
très-souvent prend une laryngite, une pharyngite, une
bronchite, une pneumonie, une pleurésie, *et hoc genus
omne*. Tandis que mes malades, tout aussi souffrants,
mais vivant nuit et jour dans un air frais et pur, constamment renouvelé, souffrent rarement de telles complications.

Il est impossible de voyager en Allemagne, et dans
l'Europe orientale, sans observer partout ce mépris de

la physiologie de la respiration. Partout dans les meilleures maisons, dans les meilleurs hôtels, l'on trouve des fenêtres doubles, des poêles entretenus par les corridors, sans ouverture dans la chambre, et toute espèce de précaution pour empêcher l'entrée de l'air extérieur dans les chambres habitées. L'influence d'un tel oubli des règles les plus élémentaires de la physiologie doit trouver son origine dans l'apathie sinon l'ignorance des médecins. Il ne peut manquer d'exercer une influence très-défavorable sur la santé publique, et donner lieu à beaucoup de maladies qui n'existeraient pas avec une saine ventilation des chambres habitées. Espérons que les médecins du centre et du nord de l'Europe auront le courage, sous peu, d'appliquer la physiologie de la respiration tant chez les gens sains que chez les malades. Dans ce moment certainement la plupart d'entre eux ne le font pas. Ils vivent et meurent comme leurs malades dans un air vicié. J'ai vu plusieurs médecins instruits, savants, mourir à Menton sous mes yeux, dans une atmosphère pestilentielle, qu'ils créaient, de gaieté de cœur, autour d'eux.

La principale cause, sans doute, de cet oubli de la ventilation, tant dans l'état de santé que dans celui de maladie, doit se trouver dans la sévérité extrême du climat en hiver dans le centre et le nord de l'Europe. Dans des pays où les rivières sont gelées à un mètre, ou plus, de profondeur, et où la neige reste sur la terre pendant des mois entiers, dans des pays aussi où le combustible est rare et cher, on comprend facilement que le froid en hiver devient un ennemi redoutable. Cet ennemi, il faut le combattre de son mieux, et le moyen le plus facile, le plus naturel de le combattre, c'est d'exclure l'air extérieur. Tant que la composition chimique de l'air et la physiologie de la respiration restèrent ignorées, inconnues, une telle manière d'agir était tout à fait naturelle. Mais, à la fin du siècle dernier, la chimie et la physiologie jetèrent un vif jour sur ces parties de la science, et la nature intime des fonctions respiratoires devint claire et précise. La nécessité absolue d'un air constamment renouvelé pour le bien-être de la vie animale fut démontrée. Malgré cela, l'ignorance et les préjugés des siècles passés semblent se perpétuer encore dans la pratique de la vie.

Dans un climat très-froid tel que je l'ai décrit, il doit être extrêmement difficile de renouveler l'air tout en le laissant à la température qui convient à la respiration habituelle de l'homme, disons à 12 ou 14 degrés centigrades. Ce dont je me plains, toutefois, c'est que cette nécessité n'est nullement reconnue, et que l'on ne fait, habituellement, aucun effort pour y obéir.

Qu'il me soit permis de citer deux faits qui démontrent les funestes résultats d'une ventilation défectueuse. Il y a quelques années, je me promenais à cheval dans les montagnes de l'Écosse, avec un ami propriétaire chez lequel j'étais en visite. Après avoir passé par plusieurs villages de cabanes misérables, construites de tourteaux de branches et de boue, et ouvertes à tous les vents, comme on en voit encore beaucoup dans ce pays, nous arrivâmes à un joli village moderne. Les maisons étaient solidement bâties en pierres de taille, couvertes en ardoises, et sur une éminence. Sachant que le pays appartenait à mon hôte, je lui fis des compliments sur son beau village, et je lui dis que j'espérais que ses voisins l'imiteraient. A quoi il me répon dit qu'il avait cru bien faire en construisant de bonnes maisons, où ses tenanciers étaient à l'abri des intempéries de l'air, mais que le résultat n'avait pas répondu à son attente, car ces maisons étaient les plus malsaines dans sa propriété. Les paysans qui les habitaient étaient beaucoup plus fiévreux et maladifs que ceux qui habitaient les cabanes que je méprisais tant. Je descendis de cheval pour les examiner, et je trouvai bien vite l'explication de cette apparente anomalie. Les maisonnettes étaient si bien construites, que l'air extérieur ne pouvait entrer que par la porte ou les fenêtres, et les fenêtres avaient été toutes clouées par les habitants. Evidemment ils créaient en place les éléments des maladies qui les atteignaient. — Quant à leur état sanitaire, il devint évident pour moi qu'il devait être meilleur dans la misérable cabane ouverte aux vents que dans la bonne maison fermée à l'air. Dans la première, si la pluie et le vent entraient, les habitants avaient au moins de l'air pur à respirer, ce qu'ils n'avaient pas dans la seconde.

L'autre fait est raconté par M. Hind, du Canada, dans un ouvrage récent sur le Labrador. La phthisie est à peu près inconnue aux habitants de ce pays sauvage. Ils y vivent à l'aventure sur ses plaines et ses montagnes, dans des tentes faites de branches de sapin, imparfaitement revêtues de peaux d'animaux, plus ou moins ouvertes à l'air extérieur, et ils sont exposés périodiquement à la famine et à toute espèce d'épreuves. Mais quand ces mêmes indigènes descendent jusqu'à la rivière Saint-Laurent pour prendre part aux pêches qui se font dans ces parages, ils occupent des maisons bien construites, et, étant bien payés, ils se nourrissent bien.

Cependant la plupart en peu de temps deviennent phthisiques et meurent misérablement. Je suis persuadé que la principale cause du développement de cette maladie chez ces pauvres gens est, qu'ils vivent dans des demeures calfeutrées, en y respirant un air vicié.

L'hygiène de la peau vient, pour moi, en première ligne après la nutrition et la respiration. La peau a d'importantes fonctions à remplir. C'est par excrétion de ses pores que le système rejette en partie les éléments azotés et carbonisés qui ont servi leur temps dans l'économie animale. Comme exemple de ce fait nous avons l'odeur nauséabonde de la sécrétion cutanée quand la peau n'est pas purifiée par le lavage. D'un autre côté, la peau et les poumons se remplacent en partie dans ce travail de sécrétion, de purification et d'élimination. Dans la saison chaude, la peau et le foie sont en pleine activité, et les poumons et les reins jouissent d'un repos comparatif. Dans la saison froide d'hiver, au contraire, les pores de la peau sont en partie fermés, et elle se repose pendant que les poumons et les reins se chargent des fonctions excrétoires : de là probablement les rhumes fiévreux de l'hiver. Le sang est empoisonné par les éléments rétrogrades que la peau aurait dû éliminer, ce qui occasionne la fièvre, tandis que les poumons, obligés de travailler davantage pour purifier le sang, succombent à la tâche, et des affections inflammatoires surviennent. Quelle que soit l'explication, le fait est certain, et on peut dire qu'il est maintenant établi qu'un des meilleurs moyens de préserver les poumons des rhumes d'hiver, est d'entretenir le libre exercice des pores de la peau par les ablutions journalières d'eau froide ou tiède, combinées avec des frictions énergiques. En d'autres termes, il faut entretenir les excrétions cutanées dans leur éta normal, hiver comme été, et plutôt même l'hiver que l'été. Dans cette dernière saison la nature s'en charge par le moyen de transpirations abondantes.

Agissant dans ce sens, je fais faire à mes malades phthisiques, quelle que soit la phase de leur maladie, s'ils en ont la force, des ablutions journalières froides ou tièdes, c'est-à-dire à une température de 18° à 22° centigrades, et j'en retire les plus précieux avantages. Ces ablutions faites le matin en se levant, devant le feu, ou au soleil, avec précaution, n'ont aucun inconvénient. Elles n'occasionnent pas d'hémorrhagie ou de refroidissement et n'aggravent pas la toux. Presque toujours le contact de l'eau froide occasionne un sentiment de bien-être marqué, et si le pouls est élevé il l'abaisse. Quelquefois le contact de l'eau froide accélère l'expectoration du muco-pus rassemblé pendant la nuit dans les bronches, s'il n'a pas déjà été expulsé, mais quand on explique au malade la nature de ce phénomène, il n'y attache pas d'importance. J'ai moi-même ressenti le plus grand bien-être, et retiré le plus grand avantage d'ablutions froides faites, en plein air, au bord d'un lac en Écosse, quand j'étais très-malade, avec fièvre hectique, pouls au-dessus de 100, et la peau chaude et fiévreuse. Depuis ce temps, j'ai toujours eu une grande confiance, que je n'ai jamais perdue, dans ce moyen de traitement. J'ai toujours eu à m'en louer, et je puis ajouter que je n'ai jamais eu un seul accident à la suite de l'emploi de ces ablutions.

Je suis heureux qu'il en ait été ainsi, car nous sommes tous portés à attribuer à un moyen nouveau les accidents qui surviennent après qu'il a été employé, et à dire *post hoc propter hoc*. — Si j'avais eu des accidents dans les premiers temps, compliquant l'emploi des ablutions froides, je n'aurais probablement pas acquis la confiance dans ce moyen de traitement, et le courage médical que j'ai maintenant. Pour expliquer ma pensée, je n'ai qu'à citer un fait qui m'est arrivé il y a quelques années. Je soignais un jeune homme de 21 ans profondément phthisique à Menton. Il allait très-bien et avait gagné plusieurs kilogrammes en poids. Un matin, il allait commencer son bain d'ablution, et avait levé le pied pour le mettre dans l'eau, quand il toussa et expectora un crachat sanguinolent. Il se coucha de suite et m'envoya chercher, mais, malgré tous mes efforts, il eut une hémorrhagie foudroyante qui dura plusieurs jours et l'affaiblit tellement, qu'il mourut quelques jours plus tard. Évidemment il y avait eu ulcération d'une artère importante. Si l'hémorrhagie chez ce jeune homme fût survenue une minute plus tard, il aurait cru, et moi-même j'aurais cru, que le contact de l'eau froide sur le corps en avait été cause. Si ce fait fût arrivé dans les premiers temps de mon emploi des lavages, il m'aurait, peut-être, conduit à l'éliminer, à le rejeter. Je commence d'habitude par une température de 22°; puis, à mesure que le malade s'y habitue, je descends à 20° ou 18°. S'il est trop faible, je le fais laver au lit.

La question d'exercice dans le traitement de la phthisie pulmonaire est importante et demande à être discutée et approfondie. Je pose en fait, guidé par mon expérience personnelle et par l'observation clinique, que c'est une grande erreur pour les phthisiques débi-

lités par la maladie, anémiques, affaiblis, de prendre
beaucoup d'exercice. Je vois tous les hivers à Menton
une foule de malades qui commettent cette faute. Leur
médecin, avant leur départ du Nord, leur a dit de
prendre de l'exercice. Ils acceptent cet avis et tâchent
de s'y conformer le plus possible, pensant que ce qui
leur faisait du bien, quand ils se portaient bien, et leur
donnait de l'appétit, aura le même effet maintenant
qu'ils sont malades. Mais ils se trompent, et j'en vois
tous les ans que leurs marches forcées conduisent au
tombeau. Les conditions de leur vitalité sont tout à
fait changées. La force des jours passés a abandonné le
jeune homme ou l'homme mûr, en proie à une maladie
de langueur, dont la débilité est le cachet. Demander à
la nature des forces qu'elle n'a plus, c'est courir vite
à l'épuisement, c'est dépenser dans des efforts musculaires la force nécessaire pour la digestion et la nutrition, qui, par conséquent, se font mal, imparfaitement.
Souvent le malade se sent faible; mais, dominé par
l'idée fausse que l'exercice donne la force, il fait des
efforts désespérés pour marcher. Souvent même, quand
il peut marcher, c'est uniquement sous l'influence d'un
état fébrile, d'un état d'excitation morbide et nerveux,
et il s'épuise en efforts musculaires sans le savoir. Dans
les deux cas, le résultat est le même. Le malade marche
du matin au soir, parcourt les plaines, monte et descend
les collines, les montagnes; le tout, comme il le pense,
par ordonnance du médecin. Peu à peu, il perd l'appétit, les digestions deviennent pénibles, difficiles, la
maigreur s'accroît et la maladie du poumon fait des
progrès.

Tous les hivers, au mois de janvier et de février, je

suis consulté par des malades qui jusque-là se sont soignés eux-mêmes, d'après les règles reçues au départ, et qui ont ainsi exagéré l'exercice comme moyen de santé, afin de se donner de l'appétit et d'augmenter leurs forces. Mais, au lieu de devenir plus forts, ils sont devenus plus faibles, plus pâles, plus maigres. Quand je les examine, je découvre qu'ils ont perdu du terrain, au lieu d'en gagner, depuis qu'ils sont arrivés au Midi. En un mot, ils ont empiré par suite d'exercice exagéré malgré tous les avantages du climat.

Tout effort ou travail animal, que ce soit musculaire, nerveux ou organique, entraîne une dépense de la force organique et vitale. Pour dépenser, il faut avoir; tout comme en affaires, pour dépenser de l'argent, il faut nécessairement en avoir. Demander à un malade faible, débilité, de dépenser en exercice musculaire, de la puissance, de la force qu'il ne possède pas, que ses aliments imparfaitement élaborés ne lui donnent pas, est peu physiologique d'une part, irréfléchi et cruel de l'autre.

Les phthisiques doivent, selon moi, se contenter en grande partie d'exercice passif. Ils doivent se promener dans une voiture découverte, se faire conduire dans un bateau sur l'eau, mer, rivière, lac; s'asseoir ou se coucher pendant des heures entières, une grande partie de la journée, au grand air, à la campagne dans un jardin, par terre sur un manteau, ou sur une dormeuse. Un moyen admirable de rester au grand air, à la campagne, l'été, sans craindre de se refroidir sur le gazon, et sans l'embarras de fauteuils et de canapés, c'est de suspendre un hamac entre deux arbres, ou sur des tréteaux et de s'y coucher. On trouve de très-bons hamacs au Bazar de voyage, boulevard des Capucines, à Paris. Quand on est à la maison il faut, autant que possible, surtout en été, avoir les fenêtres ouvertes afin d'être baigné d'air frais, se rappelant qu'on voit rarement la phthisie chez ceux qui vivent et travaillent au grand air. Dans les campagnes ce sont les cordonniers, les couturières, ceux qui ont des états sédentaires, qui deviennent phthisiques et très-rarement les laboureurs.

En adoptant ce système dans le traitement des malades faibles, débiles, cachectiques, ils jouissent de l'air, du soleil, de mouvement, sans grande dépense des forces vitales. Celles-ci sont réservées pour les fonctions digestives et nutritives, qui alors peuvent s'accomplir normalement. Tandis que, si les forces vitales sont épuisées par l'exercice, comme je l'ai déjà dit, il n'en reste plus assez pour conduire à bonne fin la digestion des aliments. Dans ce cas, l'assimilation et la nutrition souffrent.

Un fait singulier, mais qui s'explique facilement, c'est que souvent, quand les dépôts tuberculeux, caséeux, sont en voie de formation, ou que les infiltrations se ramollissent, il n'y a pas de faiblesse, de lassitude appréciable, même après des efforts musculaires considérables. Quand, au contraire, la marche de la maladie a été arrêtée, et qu'un travail curatif a commencé, une faiblesse extrême, une lassitude de tous les instants, pénible à supporter, peut se manifester, et durer pendant des années entières. Moi-même, j'ai passé par ces deux phases, et chez moi la lassitude dura dix ans! Pendant cette longue période, je ne sortis jamais de chez moi sans avoir l'envie de me coucher sur la route. L'explication de ce fait d'observation me semble toutefois simple. La force factice des premiers temps de la maladie me semble résulter d'un état d'excitation fiévreuse qui caractérise le début de bien des maladies. Je la comparerai à la force factice d'un malade en délire qu'une demi-douzaine de personnes ont de la peine à contenir. L'état d'acuïté de la maladie pulmonaire passé, la vraie débilité du malade se décèle; comme il en arrive avec le malade en délire, qui aussitôt convalescent se trouve tellement faible qu'il ne peut soulever la main du lit.

Les conditions hygiéniques sociales et mentales favorables au traitement de la phthisie pulmonaire peuvent être résumées en quelques mots. Il faut aux phthisiques autant que possible le repos et une vie tranquille, exempte des lourds devoirs, des ennuis, des tracas de la vie journalière. C'est bien difficile à obtenir, même momentanément dans notre existence toujours en lutte avec le travail et le chagrin, mais il faut s'en rapprocher le plus possible. Il faut donc, si c'est possible, abandonner les travaux et les obligations de la vie pour un certain temps. Si cela est impossible, il faut les modifier, les diminuer. Ceux-là, toutefois, ont la meilleure chance d'arrêter le progrès de la maladie, qui peuvent abandonner pour un temps le milieu social dans lequel elle s'est développée. Ils évitent souvent, en faisant ainsi, des conditions favorables au développement de la maladie, qui échappent à l'observation. Mais, pour agir ainsi, il est toujours nécessaire de faire de grands sacrifices, des sacrifices d'argent, de position, des sacrifices que beaucoup de personnes ne peuvent pas faire, que beaucoup ne veulent pas faire même quand ils le peuvent. Ceux qui le peuvent, cependant, doivent se rappeler que la lutte engagée n'est pas seulement une lutte dans laquelle il s'agit de jouir d'une santé plus ou moins bonne. La question pour eux, c'est la vie ; il s'agit tout simplement « de vivre ou de mourir ».

Chaque année, je vois des exemples de cette déplorable faiblesse d'esprit, des cas dans lesquels le malade n'a pas le courage d'envisager le danger qui le menace, de faire les efforts nécessaires pour échapper à la mort. J'ajouterai que la bonté mal avisée de médecins qui ne disent pas la vérité à leurs malades, crainte de les affliger, et la nouvelle phraséologie de la phthisie adoptée par les disciples de Virchow, contribuent à diminuer les chances de guérison dans la phthisie pulmonaire. Comment des malades peuvent-ils combattre une maladie grave, qui met leur vie en danger, s'ils ne savent pas qu'elle existe, s'ils se croient seulement atteints d'une pneumonie catarrhale, lobulaire ou caséeuse, s'ils croient n'avoir qu'un dépôt ou abcès scrofuleux. Ces mots semblent, pour les malades comme pour le médecin, se rattacher à une maladie accidentelle très-guérissable, tandis qu'ils cachent une maladie le plus souvent fatale, si elle n'est entravée dans sa première période, une maladie qui, pour la plupart de ceux qu'elle attaque, est, et sera toujours un arrêt de mort, «une manière de mourir.»

Je vois, constamment, des cas dans lesquels des malades phthisiques pourraient faire tous les sacrifices nécessaires au traitement rationnel de leur maladie, s'ils le voulaient, mais ils ne peuvent se décider à les faire. Ils ont des liens de famille, des devoirs qui les retiennent. Il leur faut trois mois, six mois, un an, et alors ils feront ce qu'on leur demande. Une foule de cas de ce genre me viennent à la mémoire, mais je n'en citerai que deux.

Il y a quelques années, un constructeur de chemins de fer très-connu en Angleterre vint me consulter, à Londres, en juillet. C'était un homme de cinquante ans, fort, bien bâti, qui toussait et crachait depuis quelques mois, mais n'avait encore consulté personne. En examinant la poitrine, je découvris un dépôt phthisique considérable au sommet du poumon gauche, occupant une grande partie du lobe supérieur, d'avant en arrière. Il y avait de la matité depuis la clavicule jusqu'à la troisième côte en avant, et dans les fosses sus et sous-épineuses en arrière, avec souffle bronchique, et râles humides, mais pas de cavernes. L'autre poumon paraissait sain, et les symptômes constitutionnels n'étaient pas très-marqués. Il n'avait, jusque-là, modifié en rien ses travaux habituels, et ne se savait pas atteint d'une maladie grave, se croyant simplement enrhumé. Il n'y avait pas d'antécédents de phthisie dans la famille. Le cas était évidemment favorable pour le traitement. La maladie était accidentelle, limitée, les forces vitales et constitutionnelles étaient endommagées, non détruites. Je lui conseillai donc de quitter ses occupations, de se retirer des affaires, et de passer l'hiver dans le midi de l'Europe, lui disant la vérité : qu'il était attaqué d'une phthisie déjà avancée, maladie le plus ordinairement fatale, et qu'il s'agissait de vivre ou de mourir. Il me répondit qu'il comprenait la force de mes arguments et que ce que je lui demandais il était disposé à le faire, « mais un peu plus tard ». Il avait des contrats à remplir, et, s'il s'en démettait, il perdrait plus de deux millions. Ma réponse fut : « Si vous avez le moyen de faire ce sacrifice, si, en le faisant, il vous reste encore de quoi vivre, faites-le, et luttez pour la vie. Si vous ne le pouvez pas, vous pourrez passer l'hiver dans le sud de l'Angleterre, dans un des refuges d'hiver au bord de la mer, où les médecins anglais envoient surtout leurs phthisiques (Forquay, Ventnor) ; mais, si vous le faites, vous garderez vos contrats. Dans ce cas, les occupations, les inquiétudes, les travaux d'esprit qui vous ont, à la longue, affaibli et rendu malade, vous suivront, et probablement votre état s'aggravera au lieu de s'améliorer. » — Il me quitta, s'adressa à d'autres médecins plus faciles ou moins convaincus, garda ses contrats, resta en Angleterre, gagna ses deux millions, et mourut l'été suivant, laissant « sept millions » à deux filles ! Celles-ci épousèrent deux jeunes gens sans fortune, qui jouissent maintenant des deux millions qui, probablement, coûtèrent la vie à leur beau-père.

Encore un cas de ce genre. En 1867, un négociant de la cité de Londres vint me consulter au mois d'août sur l'état de sa poitrine, accompagné de son médecin de famille. Il était à peu près dans le même état que le précédent malade. Il avait cinquante-deux ans, était sans enfant, et passablement riche, comme il me le dit lui-même. Je lui expliquai sans réserve son état et lui donnai les mêmes conseils. Il me promit d'y penser sérieusement, et je n'entendis plus parler de lui pendant plus de deux ans. Un beau jour, il entra dans mon cabinet à Menton. J'ai suivi votre conseil, dit-il, et me voilà. La visite que je vous fis, il y a deux ans, à Londres, m'a coûté plus de trois cent mille francs.

Je me suis défait de toutes mes occupations et affaires, et maintenant, je suis un homme libre, je puis faire et je ferai tout ce que vous me direz. Mais, hélas! c'était trop tard. Pendant les deux ans qui s'étaient écoulés, la maladie avait fait des progrès irréparables, s'étendait depuis le sommet jusqu'à la base des deux poumons. Il traîna pendant l'hiver, et puis mourut à son retour chez lui, l'été suivant, dans un petit palais qu'il avait fait construire dans son pays natal pour y jouir de la fortune acquise par les travaux de sa jeunesse. Ce sont ses héritiers, des parents très-éloignés, qui en jouissent maintenant.

Encore un conseil. Même les personnes saines doivent dompter leurs passions, si elles veulent rester saines, garder leur santé. A bien plus forte raison, faut-il que ceux qui sont malades exercent ce contrôle. Souvent, ceux qui sont calmes et tranquilles en apparence, au dehors, sont en proie à des émotions qui les minent, les rongent. Un tel état d'esprit rend le retour à la santé dans une maladie chronique, bien difficile, souvent impossible même. Un médecin qui a vu et observé le monde, le jeu des passions humaines, qui a appris à pénétrer au-dessous de la surface, à voir plus chez ses malades que les symptômes de la maladie, est souvent à même de faire cette observation.

# CHAPITRE III

## TRAITEMENT CLIMATÉRIQUE.



Si, comme je l'ai avancé, les formations dans les poumons qui caractérisent la phthisie, sont une maladie de la nutrition, résultat d'un abaissement de la vitalité, on pourra décider, même *á priori*, le genre de climat qui convient à ceux qui sont affectés de cette grave maladie.

Sous le point de vue de la physiologie, un climat frais, sec, vivement éclairé par les rayons solaires, c'est-à-dire un climat tonique et stimulant, est celui qui est le plus propre à ranimer la vitalité humaine, déprimée, abaissée ; non un climat humide et chaud. Sous le point de la pratique, mon expérience, et celle de beaucoup d'autres observateurs, démontrent qu'il en est ainsi, que les phthisiques se portent mieux dans un climat tempéré, même un peu froid, que dans un climat chaud.

Cette donnée thérapeutique découle directement des doctrines vitalistes qui dominent dans la science moderne, celle de nos jours. Si elle était généralement adoptée, ce serait une des applications les plus précieuses qu'auraient faites ces doctrines au traitement d'une maladie qui décime nos populations, maintenant comme autrefois. Car, on le sait, dans les grandes villes du nord de l'Europe, un sixième de la population meurt de phthisie pulmonaire.

Néanmoins, quoique les vues de la physiologie s'accordent avec l'observation clinique, il s'en faut de beaucoup que la valeur des climats tempérés et des températures modérées soit comprise, acceptée et appliquée, soit en Angleterre, soit dans les écoles continentales. Je suis même dans les limites du vrai, en affirmant que le traitement hygiénique et climatérique, tel que je l'ai interprété dans ce travail, n'est encore adopté que par un petit nombre de praticiens, et est en opposition avec les notions populaires.

Il y a trente ans, dans ma jeunesse, sous l'influence des doctrines Broussaiennes, la plupart des médecins, regardant la phthisie pulmonaire comme une affection inflammatoire, attachaient une importance majeure à la bronchite, à la laryngite, aux pleurésies et aux pneumonies qui l'accompagnent. Naturellement aussi, avec ces idées, on avait surtout confiance et recours aux moyens de traitement dits antiphlogistiques, et on recherchait pour les phthisiques les climats doux, chauds, humides.

Quand il fait chaud, comme nous l'avons vu, la peau et le foie devenant les grands épurateurs, et agissant avec vigueur pour purifier le sang, les poumons ont moins à faire, et les affections des poumons ne sont ni communes, ni sévères, et elles cèdent facilement, le plus souvent, au traitement. Il n'y avait donc rien d'extraordinaire à ce qu'on crût un climat chaud indiqué dans le traitement d'une maladie dans laquelle les symptômes et les accidents les plus évidents sont franchement inflammatoires. Cependant les résultats obtenus par le traitement antiphlogistique de la phthisie pulmonaire, combiné avec l'air chaud et les climats chauds, furent tellement peu satisfaisants, que presque tous les malades *traités* mouraient, et la maladie était réputée presque incurable.

Plus récemment, comme il a été dit dans le premier chapitre de cet ouvrage sur la nature et les causes de la phthisie pulmonaire, les recherches histologiques des médecins allemands, Virchow, Niemeyer et autres, les ont conduits à ressusciter la doctrine Broussaienne quant à l'origine inflammatoire de la maladie. Pour la plupart de ces observateurs, les formes ordinaires de la phthisie, à l'état chronique, ne sont que des pneumonies catarrhales, lobulaires, caséeuses, les cavités ne sont que des abcès scrofuleux ou pneumoniques. Si nous étions encore sous l'influence de «la thérapeutique Broussaienne», en acceptant cette manière de voir on retournerait inévitablement aux déplétions sanguines, à la saignée, aux sangsues, aux ventouses scarifiées, aux vésicatoires, aux cautères et au séjour dans les climats chauds. Mais, dans la thérapeutique d'aujourd'hui, le vitalisme domine, le vitalisme progrès réel, pourvu qu'il soit rationnel, qu'il ne soit pas poussé à l'excès, qu'il ne dégénère pas dans l'alcoolisme. Aussi, même ceux qui acceptent les doctrines allemandes, qui regardent la phthisie comme une pneumonie, sont, pour la plupart, prêts à adopter un traitement tonique et vivifiant, tout en tremblant, et souvent d'une manière imparfaite.

Quoique Virchow et ceux qui adoptent sa manière de voir professent l'origine inflammatoire des produits morbides du poumon dans la phthisie, je pense qu'ils admettent qu'un abaissement, une diminution de la force vitale existe au fond de la maladie. Leurs disciples feraient bien donc de se rappeler ce fait qu'ils semblent souvent oublier.

D'autre part, ceux qui s'en tiennent aux anciennes doctrines, à celles de Laennec, ceux qui acceptent la tuberculisation comme le fond de la maladie, et ceux qui regardent les conditions franchement et indubitablement inflammatoires que l'on trouve dans le voisinage des formations tuberculeuses ou caséeuses, comme des complications seulement, ont naturellement recours à un traitement tonifiant sthénique.

Quelle que soit donc l'opinion doctrinale vers laquelle nous penchions, que nous adoptions quant à l'origine et à la nature de la phthisie, l'indication reste la même pour la pratique, pour la thérapeutique. Nous devons tonifier, fortifier l'organisation par tous les moyens possibles. Si les conditions inflammatoires des poumons dans la phthisie, la bronchite, la pneumonie, la pleurésie, qu'elles soient primaires ou secondaires, ne sont qu'un épiphénomène indiquant une débilité vitale, un épuisement vital, il est clair qu'un climat chaud, une température chaude ne les guérira pas. On peut même dire qu'au lieu de guérir un tel malade, en le soumettant à une température chaude, on court risque d'aggraver son état, d'augmenter la débilité organique qui est au fond de sa maladie, d'entraver la saine nutrition qui seule peut arrêter le progrès de la maladie, et ramener le malade à la santé.

L'expérience clinique et celle de la médecine moderne prouvent qu'il en est ainsi dans beaucoup de climats et dans beaucoup de régions différentes. L'évidence la plus probante et la plus concluante est celle qui est fournie par les armées, anglaise et française, depuis une trentaine d'années. D'après les rapports fournis annuellement par les médecins militaires anglais, il paraît établi que l'état des soldats affectés de phthisie pulmonaire dans les stations tropicales s'aggrave constamment pendant les fortes chaleurs. Il en est ainsi dans les Indes Occidentales et Orientales, à Malte, à Gibraltar. Aussi les soldats phthisiques sont maintenant renvoyés dans leur patrie à l'approche de la saison chaude. Il en est de même de l'armée française en Algérie. La saison des fortes chaleurs est funeste pour les phthisiques. Les formations tuberculeuses ou caséeuses se fondent rapidement, et la fièvre hectique s'établit et ne cède pas au traitement. On conçoit que les sueurs exagérées, ainsi que le manque d'appétit et le sommeil agité, qui marquent l'influence des grandes chaleurs sur l'économie humaine, même quand elle est saine, soient très-nuisibles dans une maladie de langueur.

Je pourrai citer aussi un fait clinique tiré des souvenirs d'un ancien ami, le docteur Dundas, qui appuie cette manière de voir. Ce médecin distingué exerça pendant vingt-cinq ans à Bahia dans le Brésil, pays tropical qu'il quitta en 1843. Pendant son long séjour dans ce pays il recevait constamment des phthisiques envoyés de l'Europe, sous l'influence des doctrines du jour, au Brésil, comme à un des climats les plus propres à la guérison de leur maladie. Ces malades empiraient invariablement et mouraient beaucoup plus vite que s'ils fussent restés chez eux. A la longue il devint profondément convaincu que le climat de Bahia, très-sain sous tous les rapports pour un climat tropical, était meurtrier pour les phthisiques. Aussi, si dans sa propre clientèle européenne il découvrait la phthisie, il renvoyait immédiatement le malade en Europe.

Ces faits s'expliquent facilement quand nous reconnaissons la vraie nature pathologique de la phthisie; quand nous acceptons que ce n'est pas une simple affection inflammatoire des organes respiratoires, mais une maladie de langueur, de débilité, de vitalité abaissée, et que l'indication du traitement est de fortifier, de tonifier l'organisation, et non de combattre, de calmer « des symptômes. » Partout, les grandes chaleurs produisent de la langueur, indisposent à l'exercice, ôtent l'appétit, causent souvent même du dégoût pour les aliments solides et pour les substances grasses. En outre, la chaleur rend le sommeil agité, peu réparateur. Quand il fait très-chaud, on désire rester à demi couché, sans occupation, à moitié habillé, boire de la limonade et manger des glaces. Si l'on se force à manger des aliments azotés et carbonatés, si ce n'est en quantité minime, souvent le foie et les fonctions digestives et intestinales se dérangent; surtout chez les phthisiques chez lesquels existe naturellement une tendance à ces désordres. Je le demande, peut-on raisonnablement espérer qu'une température, qu'un climat qui produisent de tels résultats, puissent non guérir, mais même aider à guérir une maladie dont le fond est l'épuisement organique.

Un climat frais et tempéré, avec une température de 15° à 22° cent. le jour et de 8° à 14° la nuit, exerce une influence physiologique tout à fait autre. Il tonifie et vivifie l'organisation. Il rend un exercice modéré possible, et stimule l'appétit et les fonctions digestives. Aussi le malade peut manger une quantité suffisante de nourriture, y compris la viande et les matières graisseuses, huile, gras, beurre, si nécessaires pour l'accomplissement d'une nutrition parfaite. Un climat de ce genre aide nos efforts pour relever la vitalité, en améliorant les fonctions nutritives.

La température que je décris, variant de 5° ou 6° degrés nuit et jour, est celle qui, physiologiquement parlant, est le plus propice au bien-être et à la longévité de la race humaine. Les extrêmes du froid et du chaud au contraire sont défavorables à la santé et à la longévité. En fait de climat, comme en toute chose, on peut dire : *In medio tutissimus ibis.*

Dans les climats chauds, les générations se succèdent avec beaucoup plus de rapidité que dans les climats tempérés. Les habitants se marient de bonne heure, reproduisent leur race de bonne heure et meurent de bonne heure pour faire place à la nouvelle génération. Il en est ainsi dans l'Inde et dans les pays tropicaux en général. Dans les pays tempérés, la durée de la vie est plus longue ; la succession de ses phases est moins rapide, moins fiévreuse pour ainsi dire. Ainsi l'Écosse, pays essentiellement frais et tempéré, est aussi un des pays les plus sains dans le monde. La durée moyenne de la vie, est, je le crois, plus grande que dans aucun autre pays de l'Europe. Elle est certainement supérieure à celle de l'Angleterre, et l'Angleterre l'emporte en longévité sur l'Europe continentale.

La statistique du monde entier démontre qu'une tem-

pérature modérée qui ne descend pas au-dessous de 6°
à 10° cent. la nuit et ne monte pas au-dessus de 20° à
22° le jour, est le plus favorable à la santé humaine,
s'accorde le mieux avec le jeu physiologique de ses fonctions organiques. Dans la France et dans les Iles-Bri-
tanniques, les étés les plus sains sont ceux dans lesquels
la température est le moins élevée, et les hivers les plus
sains sont ceux dans lesquels la température s'abaisse le
moins. Les saisons de l'année dans lesquelles la mortalité est la plus grande, sont celles dans lesquelles les extrêmes de chaleur et de froid sont atteints. Dans les climats
chauds, la saison de la plus grande mortalité est celle
de l'extrême chaleur. Dans les climats froids, la saison
de la plus grande mortalité est celle de l'extrême froid.

Ces faits, reconnus partout et de tous, sont en accord avec la physiologie, et s'expliquent de même. Les
extrêmes de froid et de chaud dérangent l'équilibre des
organes. D'un côté ils augmentent l'activité fonction-
nelle des uns aux dépens des autres, tandis que d'autre
part ils nécessitent un genre de vie nuisible à la santé.
Ainsi dans les climats très-froids, tels que Saint-Moritz
dans la vallée de l'Engadine, et Saint-Paul dans le Minnesota, Amérique du Nord, recommandés par quelques
médecins en Europe et en Amérique pour l'hiver aussi
bien que pour l'été, on est obligé de passer sa vie dans
des chambres chauffées à grand'peine, par des poêles,
et de plus on est mal nourri. Quand les malades sortent
de la maison, ils sont obligés d'affronter, sans transi-
tion, une température de vingt à quarante degrés centigrades au-dessous de celle de l'air qu'ils respirent pendant le reste des vingt-quatre heures. Ces transitions,
même des transitions beaucoup moins marquées, don-

nent chaque jour lieu, en hiver, dans les pays du Nord, à des affections inflammatoires des membranes muqueuses et séreuses, des voies aériennes, à la pneumonie, à la pleurésie, aux bronchites, aux laryngites, aux pharyngites, et cela chez les membres les plus sains de la communauté. S'il en est ainsi avec les personnes saines, comment pouvons-nous espérer que ceux qui sont déjà épuisés, malades, dont les poumons sont déjà envahis par des exsudats tuberculeux, catarrheux, inflammatoires, lymphatiques, scrofuleux. souvent ramollis, puissent résister à des influences partout si nuisibles aux organes respiratoires? Comment ceux qui ont déjà des pneumonies, des pleurésies, des bronchites peuvent-ils s'attendre à échapper à l'influence pernicieuse d'un tel milieu, d'une telle vie ?

Je suis convaincu aussi qu'ils n'y échappent pas. Seulement il est difficile d'arriver à la vérité dans une telle question, quand il s'agit de malades voués à la mort par la plupart des médecins dès la première période de leur maladie. Avec de tels principes, de quelque manière qu'arrive la mort, elle semble naturelle, normale. C'est le résultat prévu d'une maladie réputée presque nécessairement mortelle.

Le fait indubitable que des phthisiques ont passé l'hiver, sans encombre, dans des climats excessivement froids et élevés, et que même leur santé s'y est améliorée, fortifiée, ce fait ne prouve pas qu'ils n'aient pas couru de grands dangers, ou que leur expérience soit celle de leurs compagnons. On peut vivre jusqu'à la vieillesse dans les endroits les plus malsains de la terre, à Cayenne, dans la Guinée, à Sierra Leone. Mais la vieillesse exceptionnelle d'une ou de plusieurs personnes habitant des pays insalubres, où le commun des martyrs meurt, ne prouve nullement que le pays soit sain. De même si un soldat échappe à une bataille meurtrière, cela ne prouve nullement qu'il n'y a pas couru de danger. Il faut se rappeler que la tombe est bien silencieuse. Ceux qui meurent par suite d'influences pernicieuses à leur bien-être ne reviennent pas raconter ce qui leur est arrivé.

La statistique même est souvent fallacieuse en médecine. Il y a des courants, des marées en médecine comme en toute chose. Je le vois à Menton comme ailleurs. Il y a des hivers dans lesquels je vois beaucoup de mauvais cas, des cas de phthisie avancée dans lesquels le poumon, creusé de grandes cavités, est comme une carafe vide, des cas dans lesquels il y a des complications graves du côté des reins et du foie, et je perds beaucoup de mes malades. L'hiver suivant peut-être la plupart des cas qui se présentent sont favorables, dans la première période de la maladie, sans complications, et il y en a peu qui meurent. Comment peut-on, raisonnablement, comparer ces hivers, en tirer des moyennes, ou établir des données statistiques !

Quant à moi j'aime mieux prendre pour guide les lois, les faits physiologiques et pathologiques acquis à la science. J'hésite à admettre que ces lois, ces faits soient exceptionnellement suspendus, n'existent plus en hiver, au sommet des montagnes de l'Engadine, à Saint-Moritz, à deux mille mètres au-dessus de la mer, ou dans les plaines glacées du Minnesota, où les rivières et les lacs gèlent à un mètre et plus de profondeur. Il est plus que probable que, si la vérité entière était connue, on trouverait qu'un froid extrême y exerce les

mêmes influences qu'à Londres, Paris, Saint-Pétersbourg, et New-York, et que l'altitude de ces régions en
hiver, le froid extrême qui y règne, exposent les phthisiques, surtout ceux chez lesquels le ramollissement
s'est fait, à de grands dangers. Un cas que je crois
bon de raconter, en quelques mots, démontre le danger que court un malade qui méprise et ignore les règles qui gouvernent les médecins prudents, dans la
prévention et le traitement des maladies de poitrine.

Un Américain phthisique, âgé de quarante ans, occupant une bonne position sociale, fut envoyé par ses
médecins de New-York passer l'hiver de 1867 à Menton
sous mon égide. En arrivant en Europe il rencon-
tra des amis qui allaient à Pau, et qui lui demandèrent
de les accompagner, ce qu'il fit. Là au lieu de se confier à un médecin capable pour se faire traiter et diriger, il voulut se traiter lui-même. Quand il se portait
bien, la chasse à courre lui avait toujours fait du
bien, et apprenant qu'il y avait une meute à Pau il
acheta un cheval et l'accompagna trois fois par semaine. Quand le printemps arriva, il se trouva beaucoup plus malade, et, se rappelant les recommanda-
tions de ses médecins à New-York, il vint me voir à
Menton. Je trouvai une infiltration de nature tuberculeuse ou caséeuse au sommet du poumon droit, occupant une bonne partie du lobe supérieur, avec quelques points de ramollissement. La maladie était
toutefois circonscrite et limitée à cette région; l'autre
poumon était sain. La santé générale avait beaucoup
souffert pendant l'hiver, par suite, sans doute, de l'exercice violent qu'il avait pris, et du manque de soins
bien entendus, hygiéniques et médicinaux. Nous con-

vînmes qu'il passerait l'été à Dieppe et qu'il viendrait l'hiver suivant à Menton. A la fin d'octobre il se présenta à mon cabinet de consultation et me dit qu'il s'était fatigué du séjour de la Normandie, et avait passé une grande partie de l'été en Suisse, surtout à Saint-Moritz, dans l'Engadine, et que sa santé s'était beaucoup améliorée. Je trouvai que la maladie pulmonaire avait fait des progrès depuis le mois d'avril, évidemment à la suite d'une bronchite survenue en Suisse pendant les grandes chaleurs, qui avait occasionné un ramollissement pulmonaire local. Toutefois les lésions étaient encore limitées, et ce cas me parut toujours favorable pour un traitement rationnel et continu. Il n'y avait pas d'antécédents de phthisie dans la famille, sa vie de jeune homme avait été calme, me dit-il, sa santé avait été bonne jusqu'à dix-huit mois auparavant, et étant riche il pouvait faire tout ce qu'il voulait. Son père, un homme sain et vigoureux de quatre-vingts ans, était avec lui, ainsi que sa femme et plusieurs enfants sains et bien portants ; mais il avait une nature inquiète, indécise, chagrine. Il écoutait tout le monde, acceptait tous les avis, et ne se fixait nulle part. On lui avait dit à Saint-Moritz qu'il avait tort de venir au Midi, qu'une température douce, et le soleil étaient une erreur dans son cas, que ce dont il avait besoin était le froid de l'hiver pour le fortifier ; en un mot qu'il lui fallait, hiver comme été, le climat de l'Engadine. Il eut une légère congestion du foie à la suite de son arrivée à Menton, accident assez commun, dont il ne voulut pas se traiter. Il se promena à droite et à gauche maussadement, sans me consulter ou m'écouter, regardant le soleil et le beau ciel comme des ennemis qui le tueraient s'il restait. Aussi un soir il vint me voir, non pour me demander des conseils, mais pour prendre congé, comme il partait le lendemain pour Saint-Moritz.

Le lendemain, en effet, il quitta Menton, et partit pour la Suisse et l'Engadine. Il arriva à Genève le 20 novembre pour y trouver la neige au lieu du soleil détesté, au lieu de la température douce et salubre qu'il laissait sur la Rivière de Gênes. Le lendemain il fut pris de pneumonie aiguë et mourut le cinquième jour, une semaine après nous avoir dit adieu, se portant alors assez bien, et n'ayant qu'une lésion circonscrite au sommet d'un poumon. Cependant son cas, comme je l'ai dit, était favorable pour le traitement, et s'il fût resté avec nous, s'il eût obéi en tout aux règles qu'on lui imposait, s'il ne fût pas tombé dans l'illusion funeste de Saint-Moritz comme séjour d'hiver, il aurait pu vivre et guérir.

Je regarde le mouvement récent qui tend à envoyer les phthisiques avancés dans des régions très-froides et très-élevées pendant l'hiver, comme une simple réaction contre les doctrines thérapeutiques de nos pères. Dans les États-Unis de l'Amérique du Nord, la Floride, Nassau dans les îles Bahama, à l'entrée du golfe du Mexique, la Havane, ont été, jusqu'à tout dernièrement, les séjours favoris en hiver pour les phthisiques. Ces régions sont chaudes et humides. C'est-à-dire que, pendant que les doctrines médicales régnantes demandaient de la chaleur, de l'humidité, pour les maladies chroniques de la poitrine, nos confrères en Amérique envoyaient leurs malades au midi des États-Unis, aux Indes Occidentales. Maintenant que les doctrines ont changé, que des idées vitalistes, sthéniques de traitement commencent à dominer et nous fournissent des résultats beaucoup plus satisfaisants, le corps médical, en Amérique aussi bien qu'en Europe, cherche un genre de climat, plus froid, plus tonique.

Comme toujours la pendule a une tendance à passer à l'autre extrême. De Madère, de la Jamaïque, de la Barbade, de la Havane, de la Floride, de Nassau, on passe aux sommets montagneux couverts de glace des chaînes alpestres de la Suisse, ou aux plaines glacées de l'Amérique du Nord, du Minnesota. En tout ainsi l'on voit que beaucoup d'esprits ne peuvent accepter la devise du poëte latin que j'ai prise pour ce travail *In medio tutissimus ibis.* Ils ne peuvent rester au milieu de la route, mais passent nécessairement d'un extrême à l'autre.

Nous avons établi les données qui doivent nous conduire, dans le traitement de la phthisie pulmonaire, à éviter les climats extrêmes, chauds ou froids, tant en été qu'en hiver. Il nous reste maintenant à examiner quels sont les climats accessibles dans lesquels on trouve une température moyenne, favorable à ce traitement, soit en été, soit en hiver.

Nous pouvons éliminer de suite tous les pays tropicaux, tous les climats dans lesquels la moyenne annuelle de la température est au-dessus de 16°, où celle de l'hiver est au-dessous de 8° ou 10°. Il faut, toutefois, se rappeler qu'une moyenne annuelle élevée peut être le résultat d'une chaleur extrême l'été, comme à Malte et Corfou où la moyenne de l'année est de 19° centigrades, celle de l'été 26° centigrades, tandis que celle de l'hiver est seulement de 12° centigrades.

A Menton la moyenne annuelle est de 16° centigrades, celle de l'hiver est de 10° centigrades avec une moyenne d'été de 22° centigrades seulement (voyez les tables dans mon ouvrage « *L'Hiver et le printemps sur les bords de la Méditerranée*, 4ᵉ édit. »).

D'abord, quant à l'été, il n'y a peut-être pas de meilleur climat d'été dans le monde, pour les phthisiques, que celui du littoral de la Manche dans le nord de la France et de la Belgique, ainsi que celui des îles Britanniques. Les nuits sont presque toujours fraîches, et les jours tempérés, le thermomètre s'élevant rarement l'été au-dessus de 22° centigrades à l'ombre. Il y a cependant des années exceptionnelles quand il n'en est pas ainsi, et pendant plusieurs semaines en juillet et août le thermomètre peut monter à 26° centigrades ou même au-dessus. Cette chaleur exceptionnelle est plus pénible à supporter dans un pays insulaire que dans l'intérieur d'un continent. Ainsi en Angleterre quand il fait chaud, l'air est le plus souvent, en même temps, chargé d'humidité. Or l'expérience prouve qu'une atmosphère chaude et humide est toujours lourde et accablante, par suite de sa tendance à arrêter la transpiration cutanée.

Même dans ces étés exceptionnels il est rare que, dans le nord-ouest de l'Europe sur les bords de la Manche et de la mer du Nord, les chaleurs durent longtemps, tandis que les nuits sont presque toujours fraîches. En Angleterre le thermomètre tombe presque toujours la nuit à 6°,8° ou 10° centigrades. Aussi si on ouvre les portes et les fenêtres à la fin du jour, de manière à faire passer un courant de cet air frais à travers les appartements, on a des nuits fraîches et agréables, qui rendent la chaleur du jour plus facile à supporter. Dans le midi de l'Europe, au contraire, les nuits sont presque aussi chaudes que le jour. Même au nord, si on ne fait pas passer un courant d'air frais du dehors à travers la chambre à coucher la nuit, les murs chauffés le jour rendent les appartements semblables à des fours chauffés pour cuire le pain, quoique les nuits soient fraîches au dehors.

Pendant les chaleurs exceptionnelles du centre et du midi des pays tempérés, tels que la France et l'Angleterre, il vaut mieux, pour les poitrinaires qui en ont le moyen, aller chercher une température plus basse, un air plus frais. Ils le trouveront à Dieppe, à Boulogne, à Dunkerque, à Ostende, ou dans le nord de l'Angleterre, dans les montagnes de l'Écosse, ou en Irlande. En Écosse ou en Irlande il y a souvent beaucoup de pluie même pendant l'été ; mais la pluie avec le thermomètre à 18° centigrades le jour, à 12° centigrades la nuit, ne fait pas de mal, même aux poitrinaires, pourvu que l'on soit bien vêtu et que l'on ne se laisse pas mouiller jusqu'à la peau. Un malade avec des tubercules ou des infiltrations ramollis, avec de la bronchite, de la toux, de l'expectoration, peut rester dans un bateau sur un lac, en Écosse ou en Irlande, toute la journée, voguant à rames ou à voiles, ou pêchant. Il peut même recevoir deux ou trois averses, sous un parapluie, dans le courant de la journée, par cette température, sans s'en trouver mal. Je l'ai fait moi-même pendant des mois entiers, quand j'étais très-malade, non-seulement impunément, mais avec une amélioration journalière et tout à fait inespérée, tant pour la santé que pour l'état local pulmonaire.

Les régions centrales de la France et de l'Europe, en général, ne sont nullement aussi avantageuses, comme séjour d'été, pour les phthisiques, que le nord-ouest, à cause des grandes chaleurs qui y règnent habituellement, depuis le mois de juin jusqu'en septembre. Ces chaleurs s'expliquent par l'absence des nuages et de la vapeur d'eau qui protégent la terre contre le soleil dans les régions maritimes. Même dans les pays de montagnes, comme la Suisse et les Pyrénées, on n'échappe à la chaleur qu'en s'élevant à mille, quinze cents mètres, ou davantage. Mais il y a des inconvénients à ces stations de la haute montagne. Souvent on paye la fraîcheur du jour par des nuits très-froides, par suite de la radiation terrestre. Puis à cette élévation, la pluie dans les plaines est représentée par un brouillard ou une pluie continuelle, nuit et jour, condition préjudiciable à ceux qui souffrent de la poitrine. Dans les saisons pluvieuses, sur les hautes montagnes de la Suisse, ces brouillards peuvent durer plusieurs semaines, nuit et jour, sans un moment de répit. Or, respirer un tel air tend à aggraver tous les accidents thoraciques, ce qui est le grand écueil du séjour des hautes montagnes.

Depuis quelques années l'Engadine, ou la vallée de l'Inn, dans le canton des Grisons, la partie orientale de la Suisse, a attiré l'attention tant des touristes que des médecins. Les premiers y cherchent le plaisir, les excursions dans la haute montagne, les derniers un séjour d'été, et même d'hiver, comme nous l'avons vu, pour les malades, et surtout pour les phthisiques.

Quoique rejetant, sans la moindre hésitation, comme en désaccord avec la physiologie et la pathologie, le séjour de ces régions très-élevées pendant l'hiver pour les malades, je suis tout préparé à les accepter comme séjour d'été, pendant les grandes chaleurs.

Il y a déjà longtemps que le docteur Lombard, de Genève, dans son ouvrage bien connu intitulé : *Le climat des montagnes*, a reconnu la rareté de la phthisie dans les hautes montagnes de la Suisse, et la grande valeur de leur climat en été dans le traitement des maladies chroniques.

Qu'un séjour prolongé, en été, dans des régions élevées, que ce soit dans la Suisse, dans le Tyrol, sur les Andes, les Himalayas ou ailleurs, produise d'excellents résultats dans la phthisie, s'accorde parfaitement avec nos connaissances physiologiques et pathologiques. Ce séjour dans un lieu sain, nettoyé, assaini à chaque moment par le vent, où la vie se passe nécessairement en plein air, loin de toutes les influences pernicieuses des grandes villes, doit activer les fonctions nutritives, améliorer la santé générale, et, de cette manière, agir favorablement sur la maladie locale. Je crois même que c'est à cette influence physiologique qu'il faut attribuer la rareté de la phthisie dans la haute montagne, et non à une influence météorologique mystérieuse. Dans nos pays ce sont les habitants des villes qui sont décimés par la phthisie et non les habitants de la campagne. Dans les villages mêmes si la phthisie sévit, c'est surtout parmi la population sédentaire, c'est surtout parmi les cordonniers, les couturières qu'elle se voit. Si on l'observe, à la campagne, sur les enfants riches, c'est souvent, comme l'a remarqué un médecin anglais, Sir William Jenner, que les parents ont passé la vie dans les villes où ils ont fait ou perdu la fortune. Là ils ont perdu la vitalité, et ils viennent se réfugier à la campagne, épuisés même s'ils ne sont pas positivement malades.

De tels individus ont des enfants qui souvent deviennent phthisiques, et ainsi ils peuvent introduire cette maladie funeste dans des campagnes, dans des pays de montagnes auparavant exempts.

Si les phthisiques passent l'été dans les montagnes pour motif de santé, il faut que l'élévation de leur séjour soit assez grande pour éviter les chaleurs d'été d'une part, et de l'autre pas assez grande pour substituer l'hiver au temps frais que l'on y cherche. Il faut encore que les conditions de logement et de nourriture soient bonnes et saines.

Dans ce moment, comme je l'ai dit, c'est surtout vers Saint-Moritz que se dirige la foule des touristes et des malades. Saint-Moritz a une élévation de deux mille mètres au-dessus de la mer.

Dans un pamphlet publié par le docteur Whitfield Hewlett en 1871, j'ai trouvé des tables de température pour les années 1866-67-68 qui, dit-il, résument très-exactement le climat d'été de cette vallée montagneuse. J'ai déduit de ces tables les minima et les maxima suivants pour les quatre mois d'été, pendant les trois années qui font la base de ce travail :

| | Juin. | Juillet. | Août. | Septembre. |
|---|---|---|---|---|
| Minima | 5° | 6° | 6°,15 | 2° |
| Maxima | 16° | 15°,5 | 15°,5 | 14°,5 |

Ces tables donnent pour juillet et août une température minima plus basse que la température minima à Menton pour les mois de janvier et de février, les mois les plus froids de l'hiver. Elles donnent aussi une température maxima d'été de cinq et de trois degrés plus élevée seulement que dans ces mêmes mois au cœur de l'hiver à Menton. A Menton, d'après mes observations s'étendant sur plus de dix années, le minimum de janvier est de 6°,6, le maximum de 11°; le minimum de février de 6°,5, le maximum de 13°. Or, nous trouvons que ces deux mois sont les plus rudes, les plus difficiles à passer pour les malades. Ce sont ceux pendant lesquels il y a le plus de précautions à prendre, qui exigent le plus de prudence pour les vêtements, l'exercice au dehors et le chauffage. Ce sont ceux aussi pendant lesquels nous avons le plus de pharyngites, de bronchites; en un mot, le plus d'accidents du côté des voies respiratoires.

Il est important de remarquer que la différence entre la température minima de la nuit et la température maxima du jour est très-grande à Saint-Moritz, trop grande pour la sécurité des malades. Cette différence est de 11°, 6, tandis qu'à Menton elle n'est que de 5°, 5 ; excepté au mois de mars, quand elle est de 7°,5.

Je ne veux nullement, toutefois, par cette remarque, appuyer la doctrine généralement adoptée qui veut qu'une température uniforme, jour et nuit, soit la plus favorable pour les maladies chroniques de la poitrine. Tout au contraire, je pense que cette doctrine n'est applicable qu'aux états aigus, et que c'est une des erreurs thérapeutiques du jour, que de l'appliquer aux états pathologiques chroniques. Elle est contraire à la saine physiologie. La terre, et ses habitants tournent autour du soleil une fois dans les vingt-quatre heures et ne sont guère exposés à ses rayons, à sa chaleur que pendant douze heures. Toute la nature animée éprouve, par conséquent, un changement de température pendant ces vingt-quatre heures, et ce changement est essentiel au bien-être de tous les êtres vivants, tant animaux que plantes. Les plantes gardées en serre, dans une température uniforme, ne se portent pas bien, ne restent pas saines. Pour qu'elles le soient, on est obligé de modifier la température, de l'abaisser pendant la nuit. Ce n'est qu'à cette condition que leur végétation est saine, que leur croissance est vigoureuse. Les hommes, malades ou bien portants, obéissent aux mêmes lois naturelles, et exigent une température plus basse la nuit que le jour. Seulement, quelques degrés répondent à cette indication. Dix sont trop, surtout dans les localités où les maisons sont mal construites, et où la ventilation et le chauffage sont imparfaits.

Les conditions climatologiques et atmosphériques étant telles à Saint-Moritz, je pense que, pour les phthisiques que l'on veut envoyer à la montagne en été, il vaudrait mieux choisir une élévation moindre, comme Samaden, qui se trouve dans la même vallée de l'Engadine. Du reste, la Suisse foisonne de stations, d'hôtels et de pensions, dans les hautes montagnes, les habitants des villes, malades ou bien portants, ayant l'habitude de s'y réfugier pendant les grandes chaleurs de l'été. Parmi ces stations, je peux mentionner le Rigi Kulm et le Rigi Staffel, ainsi que la vallée de Morgins, au-dessus de Vevay, lac de Genève. Il vaut mieux aussi, pour les vrais malades, éviter le courant des touristes, qui, depuis quelques années, se dirige du côté de Saint-Moritz, par suite d'une espèce de mode. En conséquence, il est très-difficile d'y trouver même un abri, et les provisions de bouche sont, à ce que l'on dit, mauvaises et difficiles à obtenir.

Pour les malades appartenant aux populations du

centre et de l'est de l'Europe, les hautes montagnes du Tyrol et de la Suisse sont une ressource précieuse ; car ils peuvent là seulement échapper à la chaleur de l'été continental. Mais, pour les habitants du nord et de l'ouest de l'Europe, cette ressource n'est pas nécessaire, car ils trouvent chez eux, comme je l'ai dit, sur les côtes de la Manche, de la mer du Nord, la fraîcheur tonique que leur état maladif réclame. Ainsi, sur le littoral ·de la Normandie, depuis Trouville jusqu'à Calais, à Ostende, en Hollande, sur les côtes orientales de l'Angleterre, en Ecosse, il y a une foule de jolies villes, d'endroits pittoresques, où l'on trouve une température agréable, au milieu des plus fortes chaleurs de l'été, et toutes les aises et le confort de la vie. Et, cela sans parler des Pyrénées, où, au commencement et à la fin de l'été, la chaleur, dit-on, n'est pas trop forte, et où on trouve la ressource des eaux sulfureuses, avantageuses dans certains cas de phthisie, d'après le témoignage de maîtres dans notre art, tels que M. M. Gueneau de Mussy, Lambron, Pidoux, Leuret et autres.

N'est-il pas plus prudent, pour des malades sérieux, d'accepter les ressources que nos pays leur offrent, que de s'unir à l'armée des touristes bien portants qui, chaque année, envahit la Suisse et le Tyrol, pour leur disputer souvent en vain, dans les hôtels et les pensions, l'abri et la nourriture ? Je suis fermement convaincu que je dois, en grande partie, ma guérison propre à ce que je suis revenu, chaque année, dans la tempérée et fraîche Angleterre, souvent même remontant jusque dans le nord de l'Ecosse, s'il faisait un peu trop chaud au midi. C'était d'autant plus méritoire de ma part que j'ai une vraie passion pour les voyages, pour les pays de montagnes, pour les glaciers et les forêts. En outre, dans les premières années de ma déconfiture maladive, je n'exerçai pas, l'été à Londres, comme je le fais maintenant, et par conséquent j'étais libre comme l'air.

Je dois ajouter que les auteurs et les praticiens qui, depuis quelques années, préconisent le séjour dans les hautes montagnes, dans le traitement de la phthisie, n'ont pas tant en vue la fraîcheur et l'abaissement de la température que celui de la colonne barométrique.

Le docteur Lombard, de Genève, fut un des premiers à attirer l'attention sur le fait clinique, que la phthisie pulmonaire est rare dans la haute montagne, à une élévation de 1,500 mètres et au-dessus. Depuis, beaucoup d'autres observateurs ont fait la même remarque dans diverses parties de la terre, surtout dans les plateaux élevés du Pérou et du Chili.

Le fait est évidemment vrai, mais, je le répète, il s'explique plutôt par les conditions hygiéniques dans lesquelles vivent les habitants de ces pays, que par les conditions barométriques. L'air de la haute montagne est pur et vivifiant. Les habitants vivent épars, clair-semés, ont des occupations peu sédentaires et vivent constamment en plein air. Voilà les conditions antago-nistiques de la phthisie. Chez nous, comme je l'ai déjà dit, ce sont les populations sédentaires des villes qui en sont décimées ; dans les villages, ce sont plutôt les gens à occupations sédentaires, tels que cordonniers, coutu-rières, aubergistes, que les laboureurs. Quand ces der-niers y succombent, on trouve souvent la clef de leur maladie dans les antécédents héréditaires, ou dans des excès personnels, qui ont détérioré, miné, détruit leur résistance constitutionnelle. Puis, même les laboureurs dans les campagnes, en s'enfermant la nuit, en couchant dans un air vicié par l'encombrement et le manque de ventilation, peuvent détruire la nuit tous les bénéfices de leur séjour au grand air pendant le jour, et, ainsi, s'assimiler en partie aux individus exerçant des états sédentaires.

Pour trouver un climat tempéré l'hiver, il faut quitter le nord de l'Europe et descendre au Midi. Ceux qui souffrent de la phthisie pulmonaire, ou d'inflammation chronique des organes thoraciques, et qui peuvent changer ainsi de climat augmentent, certainement, leurs chances de guérison. Pendant sept mois de l'année, depuis le milieu d'octobre jusqu'au milieu ou à la fin de mai, la température est trop froide et trop humide dans le nord et dans le centre de l'Europe (généralement au-dessous de 10 ou 12° cent.), pour les maladies chroniques du poumon. Aussi, les personnes qui en souffrent sont-elles obligées de créer autour d'elles un climat factice, en se renfermant dans des chambres chauffées.

L'humidité froide arrête l'action de la peau, rejette sur les poumons un surcroît de travail, et devient ainsi une cause constante de rhumes, de bronchites, de pleurésies, de pneumonies. En outre, ces influences aggravent les complications inflammatoires, qui accompagnent toujours la marche de la phthisie. Ainsi, une bronchite avec mouvement fébrile aigu, à laquelle peu de personnes échappent au moins une fois dans le courant de l'hiver au nord, peut, en quelques jours, ramollir une infiltration tuberculeuse ou caséeuse dans les poumons et causer la formation de cavités plus ou moins grandes. Dans ce cas, dans l'espace de quelques jours le malade passe de la première à la troisième période de la phthisie pulmonaire. On peut affirmer, en résumé, que toute affection chronique des bronches, soit qu'elle existe seule, soit qu'elle complique la phthisie ou l'asthme, a une tendance presque irrésistible à s'aggraver pendant nos hivers.

La réclusion dans les appartements, qu'on est obligé d'exiger, pendant la plus grande partie de l'hiver, de la part de ceux qui souffrent de la poitrine au nord, est un obstacle sérieux au rétablissement de la santé. Cette réclusion a pour résultat de diminuer l'appétit, d'affaiblir les fonctions digestives et d'entraver la nutrition. Ainsi elle élève une barrière à l'amélioration de la santé générale, dont le rétablissement peut, seul, arrêter la marche de la maladie.

Après avoir consacré quatorze années consécutives à l'étude des climats du midi de l'Europe, après avoir beaucoup voyagé et réfléchi, après avoir lu un grand nombre d'ouvrages sur la climatologie, je suis arrivé à la conclusion que les meilleurs climats d'hiver, en règle générale, pour les affections chroniques des voies respiratoires, pour nous autres Européens, sont le littoral du golfe de Gênes, depuis Toulon jusqu'à Massa Carrara et les côtes orientales de l'Espagne.

Dans ces régions enchanteresses, et surtout sur le littoral des Alpes Maritimes connu sous le nom de Cornice, de Levante et de Ponente, on est exposé directement au midi, et on est protégé contre les vents du nord, de l'ouest et de l'est par les Alpes Maritimes et les Apennins. La côte n'est qu'une lisière, une plage étroite, au pied de ces montagnes. L'air, l'hiver, y est

sec, tempéré et presque constamment chauffé par les
rayons du soleil. Aussi, ce climat me semble-t-il conve-
nir parfaitement à la phthisie envisagée comme une maladie de langueur, de débilité, ainsi qu'à toutes les affections caractérisées par l'anémie, par un défaut de forces
organiques, à l'enfance débile, à la vieillesse caduque.

Pour un exposé raisonné de toutes les conditions climatologiques et météorologiques sur lesquelles cette
opinion est fondée, je puis de nouveau renvoyer ceux
qui connaissent l'anglais à la quatrième édition de
mon ouvrage de climatologie, *L'hiver et le printemps
sur les bords de la Méditerranée*, dans lequel je les ai
pleinement développées.

J'ajouterai seulement qu'à Menton, où j'ai moi-
même fixé mon séjour d'hiver, et où les conditions de
protection sont portées à un plus haut degré que dans
aucune autre partie de la Riviera, il n'y a guère, en
moyenne, plus de trente jours pluvieux du 1$^{er}$ novembre
au 1$^{er}$ mai, c'est-à-dire pendant les six mois d'hiver.
Ainsi, des cent quatre-vingt et un jours compris dans
ces six mois, à peu près cent cinquante sont, presque
chaque hiver, des jours de soleil presque toujours radieux, pendant lesquels l'air est sec. Aussi un malade
peut, le plus souvent, passer les heures du déjeuner
au dîner, en toute sécurité, se promenant à pied ou en
voiture découverte, ou même couché sur les rochers, sur
un manteau, au soleil. Même pendant les trente jours
de pluie, plus de la moitié du temps, elle ne dure
qu'une partie du jour. Pendant quelques heures, le
soleil brille et il fait assez beau pour sortir.

Dans un tel climat, si les malades sont prudents et
suivent les règles hygiéniques qu'exigent des conditions

météorologiques nouvelles pour eux, la vitalité organique en reçoit une vive et puissante impulsion. Aussi, s'il n'est pas trop tard, si la maladie n'a pas fait des progrès tels, qu'il est impossible même d'arrêter sa marche, les forces de l'organisation peuvent se ranimer. Dans ce cas, l'appétit et la digestion s'améliorent, l'assimilation et la nutrition deviennent plus saines, le progrès du mal s'arrête, et la nature, par suite, commence à réparer les désordres accomplis. Dans la phthisie, les exsudations sont souvent réabsorbées et réduites à leurs éléments inorganiques ou crétacés, tandis que les cavités cessent de sécréter du muco-pus, se contractent et se cicatrisent. Tels sont les résultats que je vois, tous les hivers, à Menton. J'ai à peine besoin d'ajouter que ces résultats sont loin d'être obtenus dans tous les cas.

Chez bien des malades, la phthisie est trop avancée, ou le défaut de vitalité organique est trop profond, pour qu'aucune stimulation hygiénique, climatérique ou médicinale, puisse arrêter le progrès fatal de la maladie. On ne parvient, par l'emploi énergique et continu de tous ces moyens, qu'à en arrêter, qu'à en ralentir la marche progressive. Aussi, elle se termine par la mort, après un temps plus ou moins long, comme dans les cas dans lesquels ces moyens n'ont pas été employés. Chaque hiver, un certain nombre de ces cas malheureux se reproduisent sous ma vue et jettent un voile funèbre sur le cœur. Car le médecin, malheureusement, s'attache plus souvent aux malades qu'il perd qu'à ceux qu'il sauve. Il les voit davantage, d'une manière plus suivie, et dans des conditions plus pénibles, plus malheureuses, qui développent tout ce qu'il y a de bon, d'aimable en eux.

Il y a des villes dans le midi de l'Europe, telles que Naples, Rome, Pise et Malaga, qui ont, depuis des siècles, joui d'une réputation exceptionnelle dans le traitement de la phthisie pulmonaire. Je crois que le climat de toutes ces villes est très-inférieur à celui de la Rivière de Gênes et des côtes orientales et méridionales de l'Espagne, depuis Barcelone jusqu'à Gibraltar; mais elles sont toutes, sans excepter Malaga, très-inférieures à la Rivière de Gênes sous le rapport de l'hygiène. Elles sont toutes, et surtout Malaga, sales et malsaines. La mortalité y est, par conséquent, très-grande à cause de la prédominance des mêmes maladies qui sévissent dans les parties les plus encombrées et les plus malsaines de nos villes du Nord, et qui y produisent les mêmes résultats.

Je pose, en thèse générale, que les personnes affectées de phthisie pulmonaire doivent demeurer à la campagne, ou au moins dans les faubourgs dans les environs de grandes villes, afin de vivre dans les conditions hygiéniques les plus favorables. Ces conditions, on ne les rencontre pas dans le centre des villes mal aérées, mal drainées. Sur la Rivière de Gênes, à Hyères, à Cannes, à Nice, à Monaco, à Menton, à San-Remo, les maisons occupées par les malades sont presque toutes hors de la ville, avec la mer en avant, la campagne et les montagnes en arrière.

Le séjour favori des phthisiques, surtout des Anglais et des Allemands, pendant l'hiver, a été, jusqu'à très-récemment, l'île de Madère.

Avec toutes ses charmes et tous ses avantages Madère ne me semble pas offrir les conditions indispensables pour remonter une vitalité épuisée. Son climat s'accordait, sans doute, avec les idées qui dominaient au commencement de ce siècle, idées du reste qui, comme nous l'avons vu, tendent à renaître. Mais il ne satisfait pas les vues théoriques des médecins d'aujourd'hui qui regardent la phthisie comme une maladie résultant d'épuisement organique, d'anémie, de débilité, de nutrition fautive. Madère comme climat répondait parfaitement aux idées thérapeutiques que je combats. Si pour le traitement de la phthisie il faut une atmosphère chaude et humide, une serre chaude à orchidées, Madère convient. Mais s'il s'agit de remonter, de renouveler une organisation épuisée, si le mal local est tout à fait secondaire, un tel climat devrait être plutôt évité comme propre à dépraver la vitalité organique au lieu de la restaurer. L'immunité partielle de rhumes et d'affections inflammatoires des voies aériennes qu'on obtient dans un climat doux et humide, est achetée trop cher si on la gagne, en perdant la tonicité générale de l'organisation, par une diminution de l'appétit et de la force nutritive.

Un écrivain récent, sur le climat de Madère, le docteur Stone, médecin de l'hôpital des phthisiques de Londres, dit, dans *The Lancet*, décembre 1865 : « Que le climat de Madère est essentiellement calmant. Ce n'est qu'après que quelques mois se sont écoulés que l'influence sédative d'une atmosphère uniforme, et la respiration d'un air humide, chaud et doux, deviennent fatigantes et commencent à énerver le corps et l'esprit. Quelques tempéraments résistent à l'approche de ce *dolce far niente* plus longtemps que d'autres. Mais un grand nombre essayent, par une activité forcée, de s'opposer à cette influence et payent leur activité, peu nécessaire, par des attaques fébriles. — Toutes les variétés locales de climat à Madère sont subordonnées au caractère dominant de ce climat, qui est chaud, uniforme et humide presque jusqu'à la saturation. »

La plus légère réflexion conduira un physiologiste à la conclusion que, quoiqu'un tel climat puisse être très-agréable, puisse exercer une action très-calmante sur tous ceux qui souffrent de maladies inflammatoires chroniques des bronches, idiopathiques ou symptomatiques, il ne peut guère ranimer la vitalité organique abaissée. Son influence est tout autre que celle du climat sec et radieux de la Rivière de Gênes, quoique celui-ci soit plus pénible à supporter par suite des vents froids, et des journées froides, qu'il faut accepter de temps en temps.

A Menton nous avons souvent, au mois de novembre, les mêmes conditions climatologiques qu'à Madère, avec des vents chauds, équatoriaux, du sud-ouest. Du moins les personnes qui ont longtemps vécu à Madère me disent que la similitude est complète. L'air est doux, chaud, humide, agréable, le ciel est beau, d'un bleu blanc, et le temps est enchanteur. Tout le monde est en extase devant ce prolongement inattendu de l'été, tout le monde jouit de ces beaux jours radieux et cependant un peu nuageux, et des belles nuits d'été qui succèdent. Toutefois, pendant toute la durée de ce temps si magnifique, au milieu de ce chant de louanges, les pauvres phthisiques ne gagnent pas de terrain, ils restent languissants et malades. Ils ne commencent à se porter vraiment mieux que quand le vent tourne au nord, que quand les nuits deviennent froides et les jours frais avec un air sec, vif, tonique, avec un ciel bleu foncé par suite de l'absence d'humidité dans l'air, avec un soleil brûlant par la même cause.

Il y a quatorze ans, poussé par le sentiment de la conservation individuelle, imbu des idées sur la phthisie exposées dans ce travail, et qui sont, je le crois, les idées de beaucoup des esprits les plus avancés du corps médical, je soumis à une analyse rigide les titres médicaux des diverses stations d'hiver. Je réfléchis long-temps et sérieusement sur Madère, mais je la rejetai par suite des raisons ci-dessus indiquées. Je connais-sais déjà le midi de l'Europe comme touriste, j'y dé-rigeai mes pas comme malade, et je crois, comme je l'ai déjà dit, avoir trouvé dans la Rivière de Gênes un cli-mat qui répond aux idées médicales que je regarde comme l'expression de la vérité.

J'ai trouvé aussi les mêmes conditions climatolo-giques sur la côte orientale de l'Espagne. Cette région offre le même genre de climat que la Rivière de Gênes, un air sec et doux, absence de brouillard, pluies rares pendant l'hiver, soleil radieux, brûlant qui permet la vie au dehors. Jusqu'à présent, toutefois, les res-sources matérielles à l'usage des malades, y sont si peu développées, qu'ils ne peuvent prudemment s'y risquer. Pour des détails au sujet du climat de l'Espagne, je renvoie mes lecteurs de nouveau à mon ouvrage sur les climats de la Méditerranée. Ils y trouveront aussi une analyse climatologique de la Corse, de la Sicile et de l'Algérie.

Mes travaux et études climatologiques, quant à la Méditerranée, peuvent du reste se résumer en peu de mots. Toutes les côtes nord et nord-est de la Médi-terranée, depuis Malaga jusqu'à Constantinople, ont nécessairement le même genre de climat en hiver. L'air y est sec, les pluies sont peu abondantes, le ciel est bleu et pur et le soleil radieux pendant la plus grande partie de l'hiver. Il en est ainsi, parce que les vents qui dominent alors sont les vents du nord, nord-est, ou nord-ouest, et ces vents ayant passé sur les chaînes des montagnes qui occupent le midi de l'Europe, y ont perdu leur humidité et arrivent à la Méditerranée secs et froids. L'air, l'atmosphère, étant ainsi secs, laissent traverser les rayons du soleil, qui frappent la terre et la réchauffent ainsi que ses habitants. La différence entre le climat d'hiver des diverses régions qui occupent le littoral nord et nord-est de la Méditerranée, dépend presque uniquement du degré plus ou moins prononcé de protection montagneuse dont ils jouissent contre ces mêmes vents du Nord. Sur toute cette côte les vents du Midi, venant de la mer, donnent lieu à la formation de nuages qui blanchissent le ciel, et, s'ils sont forts et continus, amènent la pluie.

Le climat d'hiver des îles méditerranéennes, la Corse, la Sardaigne, la Sicile, Malte, les îles Baléares, ainsi que celui de la côte méridionale de la Méditerranée, de l'Algérie, est plus humide, plus pluvieux, plus doux. Les mêmes vents du Nord qui arrivent secs et froids sur la côte septentrionale, s'imbibent d'humidité en traversant la mer et arrivent aux îles et à la côte méridionale chargés et imprégnés de plus ou moins d'humidité. Ainsi à Palerme et en Algérie il tombe presque deux fois autant de pluie en hiver qu'à Nice ou Menton.

Quelques écrivains ont dit qu'il y a une mode dans ces questions de climatologie, et que la Rivière de Gênes, et Menton surtout, tendent à devenir des séjours favoris, par suite d'un revirement de la mode. Mais ils se trompent, Madère et les tropiques furent prônés par les médecins, comme séjours d'hiver pour les phthisiques, tant que leur climat parut répondre aux idées médicales du jour : la chaleur et l'humidité. Maintenant que ces idées ne dominent plus, que d'autres convictions tendent à se propager, et que l'on demande un climat tonifiant, vivifiant, stimulant, les pays chauds et Madère tombent dans l'estime médicale, et les climats secs, frais, radieux comme celui de la Rivière de Gênes et de l'Espagne orientale obtiennent la faveur des médecins, si ce n'est dans quelques cas exceptionnels.

Depuis quatorze ans que par mes écrits et ma parole j'attire l'attention des médecins anglo-saxons sur cette région de l'Europe comme station d'hiver, je crois avoir été seulement un avant-garde du progrès médical. Brisé par une maladie cruelle, obligé de fuir les brumes du Nord, j'ai cherché et j'ai trouvé un climat en rapport avec mes idées médicales et avec celles de plusieurs de mes confrères les plus éclairés. Tout ce que j'ai écrit et dit pendant ces années n'aurait eu aucune valeur, aucune influence, si je n'eusse trouvé chez eux des convictions pareilles aux miennes. C'est seulement par suite de cette identité d'idées doctrinales que j'ai pu diriger sur le littoral de Gênes une émigration anglo-américaine et allemande qui chaque année devient de plus en plus importante.

Quoique j'attache une importance extrême dans le traitement des affections chroniques des voies respiratoires, au séjour pendant les mois d'hiver dans un climat tempéré, sec et radieux, comme celui des régions les plus protégées de la Méditerranée, je ne veux nullement affirmer que ces cas ne puissent guérir même dans les plus mauvais climats du nord de l'Europe; pourvu, toutefois, que le traitement soit dirigé avec sens et d'une manière suivie. Toutes les années, je vois des malades guérir dans ces conditions, au nord, sans sortir de chez eux. Ce que j'affirme, c'est que les chances de guérison sont plus grandes pour ceux qui peuvent se déplacer et, en se réfugiant au Midi, éviter le froid, les brumes, la pluie du Nord, ainsi que la réclusion dans la maison, que ces conditions atmosphériques entraînent. J'ajouterais même, que bien des malades arrêtent le progrès de la maladie ou même guérissent, avec l'aide du climat du Midi, qui auraient succombé s'ils fussent restés chez eux. Comme je l'ai dit, sur la Rivière de Gênes, sur la côte orientale de l'Espagne, dans les îles méditerranéennes, la Corse et la Sicile, dans l'Algérie, l'hiver est si beau que quatre ou cinq jours sur six les malades peuvent passer la journée dehors, à pied, en voiture, à cheval, en bateau, ou assis sur des rochers, avec bénéfice extrême pour la santé générale et par suite pour la maladie locale. Dans nos climats, au nord et au centre de l'Europe, la pluie fréquente ou continuelle, les brouillards, la température abaissée, empêchent les malades, et surtout ceux qui souffrent de la poitrine, de sortir pendant des semaines, des mois entiers. Et puis il y a en outre, au midi, l'influence médicale de l'air sec respiré. Souvent sous cette influence seule nous voyons peu à peu s'éteindre la bronchite chronique et catarrhale, tant chez les phthisiques, que chez les vieillards et les gens avancés en âge, qui certainement seraient restés incurables chez eux.

Malgré ces désavantages, cependant, tous les médecins observateurs voient des malades souffrant des formes les plus graves des maladies pulmonaires chroniques, bronchite, pleurésie, pneumonie ou phthisie, guérir sans sortir de leur patrie, ce qui est une consolation pour ceux qui ne peuvent pas quitter le nord. Ceux qui ne peuvent quitter, s'échapper, qui doivent combattre leur maladie au Nord, devraient toutefois, pour le moins, abandonner la ville, se réfugier dans la campagne, dans une position abritée du nord, et à l'abri de l'humidité. En Angleterre il y a une foule de villes, dans le Midi sur la côte septentrionale de la Manche, Hastings, Ventnor, Bournemouth, Torquay, où les malades affluent en hiver pour y trouver un air marin, plus doux que celui du centre, et la protection contre les vents du Nord que donnent les hautes falaises.

En France on néglige trop cette ressource, on a l'habitude d'attendre, et d'attaquer la maladie là où elle vous atteint. C'est une erreur, car le malade reste alors au milieu de toutes les circonstances sociales ou autres qui ont précédé, peut-être déterminé la maladie elle-même. Les villes de plaisance maritimes de la Normandie et de la Bretagne regardant le nord-ouest sont certainement plus froides et brumeuses que celles que j'ai nommées de l'autre côté de la Manche, tandis que Arcachon et Biarritz sont aussi loin du nord de la France que Cannes, Nice et Menton. Peut-être donc est-ce à la campagne, près de chez eux, que devraient se réfugier les phthisiques du nord et du centre de l'Europe qui ne peuvent aller au midi. C'est une question à étudier, dans le traitement des maladies chroniques quant aux populations de l'Europe continentale.

En France, il est très-possible que du côté de Tours

d'Angers, dans la vallée de la Loire, on trouverait des stations hivernales tempérées appropriées aux petites fortunes. Le déplacement au midi est très-coûteux, tout y est cher, si on veut jouir d'un certain confort, et il vaut mieux rester chez soi que d'y aller pour vivre mal, demeurant dans des chambrettes mal aérées.

Un fait qui tend à démontrer que, dans le traitement des maladies chroniques des voies respiratoires, les conditions hygiéniques, la pureté de l'atmosphère et le séjour loin des villes, sont d'une utilité, d'une importance majeures, c'est l'histoire médicale des îles Hébrides qui occupent la côte occidentale de l'Écosse. Par suite de leur position à l'ouest de l'Écosse elles reçoivent les eaux chaudes du courant qui, sortant du golfe du Mexique, longe la Floride et le littoral de l'Amérique du Nord jusqu'à l'île de Terre-Neuve, qui en dévie la partie principale sur l'Europe. Aussi leur climat est doux. Il y gèle peu et la neige se fond presque aussitôt qu'elle est tombée. Mais l'été est court, les pluies très-abondantes pendant toute l'année, le sol stérile, la population clair-semée, les habitations, plutôt construites pour la pluie que pour le froid, ouvertes au vent, et sans poêles. Dans ces conditions la phthisie pulmonaire y est à peu près inconnue, et les habitants du pays qui deviennent phthisiques dans les villes regagnent souvent la santé, dit-on, en se réfugiant dans leur pays natal. Ils y trouvent, comme ceux qui vont au midi, un air pur et l'absence des fatigues, des privations, des veilles, des ennuis et des soucis, qui dans les villes avaient probablement contribué à engendrer leur maladie.

7

Il m'a semblé que les cas de phthisie qui ont le plus de chance de guérir dans le Nord sont ceux dans lesquels l'infiltration phthisique s'est manifestée sans antécédents de catarrhe, chez des personnes peu sujettes aux coryzas, aux rhumes, aux grippes, sous l'influence de changements atmosphériques. Un traite-- ment sthénique tonifiant seul, dans le Nord, a plus de chances de succès chez elles que chez les personnes qui prennent des pharyngites, des laryngités, des bronchites à chaque changement de température ou de saison. Pour ces dernières les climats secs et doux dont j'ai parlé, en les protégeant contre les catarrhes et les bronchites, et en guérissant ces éléments morbides lorsqu'ils existent, ajoutent au traitement constitutionnel une influence curative d'une très-grande valeur.

Cette remarque s'applique aussi aux personnes qui, avançant dans la vie, montrent une tendance spéciale, une idiosyncrasie pour les affections inflammatoires chroniques des voies respiratoires. Ces personnes sont souvent enfants de goutteux ou de rhumatisants, et chez elles ces maladies sont souvent les précurseurs d'exsudats, de formations phthisiques dans les poumons. Dans ces constitutions, même si la phthisie ne se manifeste pas, la laryngite ou la bronchite peuvent devenir permanentes, persister été et hiver, et conduire à l'asthme, aux maladies du cœur et du foie, et rendre ainsi la vie un fardeau. Les asiles pour les vieillards sont remplis de cas de cette espèce. L'année que j'ai passée à la Salpêtrière à Paris (vieillards femmes), j'en ai vu des centaines d'exemples. Chaque hiver l'état de ces malades s'aggrave jusqu'à ce que la mort, une mort lente et pénible, vienne les enlever à leurs souffrances. De tels malades, s'ils n'ont pas attendu trop longtemps, s'ils ne sont pas atteints de lésions incurables, peuvent guérir, ou du moins voir leur condition s'améliorer sensiblement, au lieu de s'empirer tous les ans, en abandonnant le Nord, et en passant les hivers au Midi, dans un climat comme celui de la Rivière ou de l'Espagne orientale.

Je ne veux pas quitter ce sujet sans rappeler que la curabilité de la phthisie «en place» est encore prouvée par les signes anatomiques de la guérison spontanée et radicale, que moi et beaucoup d'autres observateurs avons trouvés dans les nécropsies de vieillards morts sans traitement spécial, sans s'être expatriés à la recherche de meilleurs climats.

Quand les phthisiques sont envoyés au Midi en hiver par leurs médecins, ces derniers doivent les prémunir contre le danger des voyages de plaisir et d'agrément. Ce conseil toutefois s'adresse plutôt aux Anglo-Saxons, Anglais et Américains, qu'aux Français. La race anglo-saxonne est nomade par goût et par instinct. Ses membres ont un désir effréné de voyager, de se déplacer, et presque toujours ils veulent satisfaire cet instinct tout en suivant la prescription médicale. On a moins de peine avec les Français qui, une fois la pénible décision prise, consentent assez facilement à rester en place jusqu'au moment joyeux du retour au foyer.

Il est certain qu'une personne véritablement malade est placée, par un voyage de plaisir, dans des conditions défavorables pour la santé, surtout en hiver. Il faut affronter toute espèce de fatigues et de déboires, qui n'ont aucune importance pour les gens bien portants, mais qui conduisent ceux qui sont déjà malades à une aggravation de leur maladie, souvent à la mort. Un phthisique qui va passer l'hiver au Midi devrait voyager à petites journées pour arriver à sa destination sans secousse. Si la famille est nombreuse, il vaut mieux l'envoyer à grande vitesse, et voyager tranquillement avec une personne seulement. De cette manière on évite aussi un changement trop brusque de climat. Il y a une telle différence entre le climat du nord de l'Europe et celui du midi, qu'il y a véritablement danger pour un malade de faire ce changement en vingt-quatre heures, par train express. Ces voyages, genre « boulet de canon », souvent détruisent l'équilibre physiologique par leur rapidité et donnent lieu à des maladies graves. Il y a quelques années j'ai publié un travail à ce sujet dans lequel je dis que chaque automne et chaque printemps je vois des accidents graves se développer, tant à Menton qu'à Paris, à la suite de ces voyages précipités.

Arrivé au séjour choisi, le malade doit se fixer dans une bonne maison, bien située pour le soleil, à l'abri des courants d'air, avec des chambres à cheminées assez grandes pour qu'une bonne ventilation soit possible. Dans une petite chambre la ventilation est presque impossible. Si l'on ferme les fenêtres, on étouffe et on respire un air vicié ; si on les ouvre, on a un courant d'air froid sur la figure ou dans le dos. Puis, il faut se placer immédiatement sous la direction d'un bon médecin, connaissant la localité, qui seul peut diriger la vie habituelle, sans parler du traitement médical. Une fois établi à son gré, il vaut mieux rester en place jusqu'au mois de mai et ne jamais s'éloigner du logis de plus de quelques kilomètres, jusqu'à la fin de l'hiver, c'est-à-dire jusqu'à la fin du mois d'avril. De cette manière chaque phase de la vie journalière est dominée, disciplinée. Il n'y a ni accidents ni mésaventures.

Avec beaucoup de malades, et surtout, comme je l'ai dit, avec les Anglo-Saxons, il semblerait que leur désir naturel de mouvement soit augmenté par la maladie; ils ne peuvent rester en place. Les Américains du Nord sont ceux qui présentent cet état d'esprit au plus haut degré. Nourris de lectures et d'études, ils ont une impatience fébrile, à leur arrivée en Europe, de voir toutes les merveilles de la nature et de l'art qui ont occupé leurs esprits chez eux. Aussi, beaucoup de phthisiques des deux sexes que les médecins des États-Unis ont envoyés pour une année en Europe, en partie pour les détacher de leurs intérêts et de leurs affaires, se font un programme de touriste aussitôt partis. Arrivant au mois de mai, ils veulent, tout en s'occupant de leur santé, voir Paris, le Rhin, l'Allemagne, la Suisse et le Tyrol pendant l'été, l'Italie, la Méditerranée, l'Espagne et souvent l'Égypte et la Palestine, pendant l'hiver. Malheureusement il est impossible de combiner ces voyages et les soins que nécessite une santé délabrée. Ils m'arrivent à moitié morts le printemps suivant, tout étonnés de ne pas se trouver mieux après « avoir fait tout ce qu'ils peuvent pour guérir », c'est-à-dire après avoir voyagé comme un commis voyageur pendant une année entière. Souvent même ceux qui me sont adressés ne m'arrivent pas, car ils meurent en route.

Du reste, le résultat obtenu est presque toujours en strict rapport avec les moyens employés, et de tels voyages sont tout à fait funestes pour la santé. L'Europe continentale est très-chaude, une vraie fournaise, en été. On n'y échappe aux grandes chaleurs, comme nous l'avons vu, que sur les hautes montagnes, à 1500 mètres d'élévation. L'Italie et l'Espagne, même l'Algérie, sont froides en hiver. Du moins, s'il fait chaud le jour, pendant quatre mois il fait tout à fait froid la nuit, et cela jusque dans le désert du Sahara, où rien n'est plus commun qu'une gelée blanche le matin en hiver, avec le thermomètre à 25° ou même plus haut le jour. Aussi, avec les chaleurs de l'été, les fatigues du voyage, la mauvaise nourriture des auberges, les froids et les changements brusques de la température de l'hiver, est-il étonnant que ces pauvres Américains au bout de leur année soient souvent en plus mauvais état qu'au commencement. Leurs médecins, chez eux, devraient certainement les prémunir contre tous ces dangers avant leur départ. Une fois arrivés en Europe, c'est trop tard. Les plans sont formés, le pli est pris. Un triste cas de ce genre, qui se passa sous mes yeux, il y a quelques années, servira d'exemple.

Un matin, en janvier 1867, un Américain très-connu chez lui, riche, intelligent, bel homme, âgé de 39 ans, se présenta à ma consultation à Menton. Il était amaigri et semblait souffrant. Il me dit avoir récemment pris une villa à Menton pour lui et sa famille pour l'hiver, et à la demande de son médecin en Amérique était venu me demander quelques conseils. Il avait eu, me dit-il, il y avait un an, une pneumonie au sommet droit, qui l'avait beaucoup ennuyé, et ses médecins l'avaient envoyé passer une ou deux années en Europe, au mois de mai précédent. Il avait passé l'été et l'automne sur le Rhin, en Allemagne, dans le

Tyrol et la Suisse, et avait récemment quitté ce dernier pays par suite du froid extrême qui y régnait. Il ne pouvait pas dire qu'il avait gagné depuis son arrivée en Europe, mais il n'était pas plus malade, et n'avait jamais eu besoin de médecin pendant ce temps. S'il venait me voir, c'était pour faire plaisir à son médecin ordinaire qui désirait que je l'examinasse. Je l'auscultai, croyant ne trouver que quelques phénomènes de bronchite chronique, quand, à ma surprise, je découvris en avant, sous la clavicule droite, une caverne assez grande pour contenir une orange, avec infiltrations tuberculeuses ou phthisiques étendues aux sommets des deux poumons. Je crus devoir lui dire la vérité, que ce qu'il avait cru une pneumonie chronique n'était autre chose qu'une phthisie pulmonaire, maintenant au troisième degré, qu'il avait une grande cavité, que sa vie était sérieusement menacée, que tous ses efforts devaient être dirigés vers sa maladie, et qu'il avait eu tort de ne pas voir de médecins et de voyager comme il l'avait fait. Il me répondit par un sourire, ajoutant que je voyais son état trop en noir, qu'il ne pouvait y avoir rien de grave, mais qu'il suivrait mes conseils en tout.

Malgré cette promesse, je ne le vis plus comme médecin pendant un mois, quoique je le rencontrasse partout, marchant, se promenant, conduisant lui-même deux chevaux fringants, comme un homme en bonne santé. Un matin il apparut de nouveau à ma consultation, me disant : « Docteur, je suis revenu vous voir parce que depuis quelques jours je crache un peu le sang, et j'en ai apporté pour vous le montrer. » Ce disant, il découvrit un vase contenant au moins deux cents grammes de sang pur ! Je l'envoyai de suite chez lui au lit et le rejoignis bientôt moi-même. L'hémorrhagie dura plusieurs jours, et ne fut tout à fait arrêtée que le sixième. Ce jour-là il me présenta mes honoraires, ajoutant : « Je vous remercie de tous vos bons soins, et comme l'accident est maintenant passé, je vais rester tranquille quelques jours, ainsi que vous me le conseillez, et ma première visite sera pour vous. »

Je n'entendis plus parler de lui pendant six semaines, quand un matin, le 16 mars, il vint me trouver, me disant : « Je suis fatigué de Menton et je pars demain pour Alger. Je viens vous confier ma famille pendant mon absence; ils doivent me rejoindre à Pau dans un mois. » Je fis de mon mieux pour le dissuader de ce voyage. Je lui racontai que du 15 au 30 mars étaient les équinoxes du printemps, que chaque année il y avait des tempêtes furieuses dans la Méditerranée à cette époque, que c'était une folie de s'embarquer alors à moins de nécessité absolue, que souvent le bateau d'Alger était obligé de se réfugier sur la côte d'Espagne pendant plusieurs jours de suite et qu'il courrait toute espèce de dangers, sans parler de celui du renouvellement de l'hémorrhagie.

Cette fois il éclata de rire, me disant que mes craintes étaient fantastiques, qu'il avait l'habitude de la mer et ne craignait rien. Imbu de l'idée qu'il n'avait que peu de chose, qu'un restant de pneumonie locale, il ne me croyait pas. Aussi mon influence resta nulle.

Six semaines plus tard, à la fin d'avril, j'étais à Montpellier, attendant à la station l'arrivée du train de Toulouse, quand je vis s'approcher mon ancien malade et ami, mais languissant et plus amaigri et plus souffrant que jamais. « Docteur, me dit-il, je me repens bien de n'avoir pas suivi vos conseils, tout ce que vous m'avez prédit est arrivé. Nous avons eu, après avoir quitté Marseille, une tempête effroyable, qui nous obligea à nous réfugier à Alicante sur la côte d'Espagne. Nous fûmes cinq jours en mer avant d'arriver à Alger ; je fus pris d'hémorrhagie à bord, et fus porté à bras jusqu'à l'hôtel. Là je restai dix jours au lit, et je profitai du premier moment de répit et de beau temps pour retourner en France, craignant de mourir sans revoir ma famille. Arrivé à Marseille, il y a huit jours, à demi mort, je ne fais que quitter mon lit pour aller à Pau. »

Nous poursuivîmes chacun notre route. Deux jours plus tard, à Toulouse, j'étais assis dans le train de Bordeaux, au moment de partir, quand le courrier de mon pauvre malade se précipita vers la portière : « Mon pauvre maître, s'écria-t-il, se meurt dans ce moment, il fut repris d'hémorrhagie hier dans le train, a eu deux médecins avec lui toute la nuit, et passe dans ce moment. »

Ainsi mourut un homme d'une grande valeur morale et intellectuelle, dont la vie était précieuse tant pour les siens que pour la société. Je n'ai jamais su si l'ignorance de son état qu'il montra était réelle ou apparente.

Est-ce que ses médecins, acceptant les doctrines allemandes, croyaient qu'il n'avait qu'une pneumonie locale de peu d'importance, et que leur opinion domina, écrasa celle que je lui énonçai ? Est-ce qu'on lui avait dit la vérité, mais qu'il ne voulait pas l'accepter, qu'il fermait les yeux volontairement parce qu'elle lui était désagréable ? Toujours est-il que la disposition d'esprit dans laquelle il se trouvait le priva du traitement rationnel que sa fortune et sa position sociale rendaient facile. L'année passée en Europe fut complétement perdue parce qu'il essaya de combiner le plaisir et la santé, ou plutôt parce qu'il fit plier la seconde sous le premier. Les idées allemandes dominent beaucoup dans ce moment en Amérique, les jeunes médecins allant plutôt à Vienne qu'à Paris pour compléter leur éducation, le contraire de ce qui se passait dans ma jeunesse. Souvent, je vois des Américains phthisiques avancés qui me disent qu'ils n'ont qu'un peu de pneumonie chronique au sommet du poumon, qu'un peu de désordre dans le poumon (lung trouble), et alors je pense à mon pauvre malade, aveuglé et insouciant, qui mourut si tristement à Toulouse.

Ce désir de voyage et de déplacement, que j'observe souvent chez ceux qui vont passer l'hiver au Midi, est quelquefois le résultat de ce qu'ils sont désappointés quant au climat de la Méditerranée. Ils s'attendent, follement, à trouver l'été et non l'hiver, même un hiver doux et radieux. Aussi ils changent chaque semaine, ou chaque mois de station, espérant en vain trouver en janvier la température de juillet. Pour la trouver, en réalité, il faut aller jusqu'aux tropiques, aux antipodes, au cap de Bonne-Espérance, en Australie. Comme je l'ai dit, en janvier il gèle la nuit dans le désert de Sahara, et il fait froid dans l'Égypte supérieure.

Dans quelques cas de phthisie un long voyage en mer peut être avantageux, et on peut ordonner, comme traitement, au lieu d'un hiver au midi de l'Europe, un voyage aux antipodes, à la Nouvelle-Zélande, à l'Australie, au cap de Bonne-Espérance, à l'Amérique du Sud. Ces voyages sont surtout indiqués pour les jeunes gens, pas très-malades, qui n'ont pas de liens chez eux, et pour ceux qui ont des parents établis dans ces pays pour les recevoir. Il faut toutefois choisir des buts de voyages où l'été n'est pas trop chaud. Ainsi c'est la Nouvelle-Zélande ou la Tasmanie qu'il faudrait choisir plutôt que Melbourne, que Sydney ou que Queensland, qui, étant plus près de l'équateur, ont un été (janvier) trop chaud pour les phthisiques.

La plupart des Américains que je soigne ont le désir très-naturel de retourner chez eux au printemps. Ceux qui viennent du Brésil et des pays tropicaux, tels que la Havane, ne doivent pas y penser. Le retour pour eux serait plutôt en hiver. Les habitants des États-Unis du Nord et du Canada ne devront retourner qu'autant qu'ils peuvent éviter les grandes chaleurs continentales de leur pays en été par un séjour de montagnes. Les chaleurs en plaine sont intenses dans toute l'Amérique du Nord, et dans le Canada aussi bien que dans les États-Unis.

En somme, l'indication climatologique pour moi est de rester, autant que possible, été comme hiver, dans une température moyenne, au-dessus de 12°, au-dessous de 20°, le jour. Cette température est la plus favorable, physiologiquement, à l'homme. Elle semble permettre et faciliter cet équilibre de ses fonctions, qui produit la santé. Une température plus basse, lorsqu'elle est prolongée, donne lieu à des accidents maladifs des organes respiratoires et des reins. Une température plus élevée, prolongée, donne lieu à des accidents maladifs du côté des voies digestives, biliaires et cutanées. Donc l'hiver il faut descendre au Midi, l'été remonter au Nord « si on le peut ». C'est ce que je fis moi-même, étant malade. Pendant deux ans je descendis peu à peu, le thermomètre à la main, jusqu'à la Rivière de Gênes en hiver, pour remonter jusqu'au nord de l'Écosse en été. Peu de malades peuvent en agir ainsi, encore moins le veulent. Mais faire tout ce qui est possible dans la vraie direction, c'est ce que j'appelle lutter, combattre. Quand on est atteint d'une phthisie pulmonaire, c'est avec la mort qu'on lutte, et il ne faut rien négliger, absolument rien.

# CHAPITRE IV

## LE TRAITEMENT MÉDICINAL DE LA PHTHISIE PULMONAIRE

PAS D'ANTIDOTE POUR LA PHTHISIE. — TRAITEMENT MÉDICINAL DES COMPLI-
CATIONS. — HUILE DE FOIE DE MORUE. — IODE. — FER. — PHOSPHORE.
— EAUX SULFUREUSES. — OPIACÉS. — EXPECTORANTS.

Je suis maintenant arrivé à la partie la plus difficile de mon sujet, à la partie qui laisse encore le champ libre à des opinions très-diverses, même si les vues développées dans les pages précédentes sont admises. Ce serait en vain, d'ailleurs, que l'on essayerait de reconcilier les idées diverses qui règnent parmi les praticiens quant à la thérapeutique de la phthisie pulmonaire. Je me restreins donc à l'énoncé pur et simple des conclusions auxquelles je suis arrivé par suite de mon expérience personnelle.

A mesure qu'avançant en âge, cette expérience est devenue plus grande, je suis arrivé à la conviction intime qu'il n'y a pas de panacée médicinale soit pour la tuberculose pulmonaire, soit pour les autres formes de la phthisie. Il n'y a pas de remède proprement dit, il n'y a pas pas de substance médicamenteuse, d'agent thérapeutique ou médicinal qui puisse agir comme antidote de la diathèse morbide. Je ne fais exception ni pour l'huile de foie de morue, ni pour l'iode, ni pour le fer, ni pour les préparations de phosphore, ni pour les eaux sulfureuses ou autres. Ceux qui croient qu'il existe un tel antidote me semblent perdre de vue la nature même de la maladie, ignorer qu'elle est seulement l'évidence locale, le symptôme d'une vitalité épuisée, d'un défaut de vitalité générale, « *une manière de mourir* » ; se manifestant comme le résultat de l'épuisement des forces organiques de l'individu malade.

Une telle maladie ne se guérit pas par des médicaments quels qu'ils soient, mais, s'il en est encore temps, par la physiologie, par l'hygiène, avec la thérapeutique médicinale comme adjuvant, comme aide. C'est seulement en éloignant toutes les causes qui dépriment la vitalité, qui sont contraires au développement naturel et sain des fonctions vitales et en plaçant le malade dans les conditions hygiéniques les plus favorables au développement de l'organisation, que l'on peut espérer d'arrêter, de maîtriser une telle maladie. Depuis que je suis moi-même valétudinaire, comme je l'ai déjà dit, je me suis beaucoup occupé d'horticulture, et de cette étude j'ai tiré d'utiles renseignements thérapeutiques. Si une plante faiblit et se flétrit, parce qu'elle provient d'une race maladive, ou parce que les conditions d'air, d'humidité, de sécheresse, de soleil, d'ombre ou de terrain sont contraires à ses habitudes, à sa nature, ce n'est pas en ajoutant un engrais quelconque au terrain dans lequel elle vit qu'on la rend à la santé. De tels efforts, de tels remèdes seraient vains. Il faut étudier sa nature, ses habitudes ; et toutes les conditions favorables à son développement naturel doivent être rigoureusement adoptées. Quand on agit de cette sorte, un changement favorable peut avoir lieu, pourvu que la vitalité de la plante ne soit pas déjà trop déprimée, et pourvu que la maladie n'ait pas fait des progrès trop rapides pour que la guérison soit possible. En même temps, des engrais bien choisis, l'addition d'un élément chimique qui manque au sol peuvent aider beaucoup l'horticulteur.

Il en est de même avec les médicaments dans la phthisie. Quoique nul médicament ne puisse donner une vie nouvelle à une organisation qui s'épuise, se détériore, ne puisse arrêter, guérir une maladie qui est seulement le symptôme de cet épuisement, un usage éclairé d'agents médicamenteux peut faire beaucoup pour aider l'hygiène à ranimer la vitalité qui s'éteint, pour arrêter le progrès de la maladie. Il y a de nombreuses complications dans la phthisie pulmonaire, de nombreux désordres dans les fonctions des divers organes qui entravent le traitement hygiénique le mieux entendu, et que la médecine peut modifier et enlever. Tels sont les désordres fonctionnels de l'estomac, du foie, des intestins ; les états morbides de l'innervation cérébrale et spinale ; les complications utérines, vésicales, rectales, fonctionnelles ou organiques. Tous ces états morbides sont plus ou moins susceptibles d'amélioration ou de guérison par la médecine ou la chirurgie.

Pour combattre ces complications et d'autres encore, nous avons de nombreux et de précieux agents médicamenteux à notre disposition : les acides minéraux, les alcalis, les amers végétaux, les sédatifs, les narcotiques, les altérants, les astringents, etc. Tous à tour de rôle peuvent être très-utiles au médecin instruit et expérimenté. Il y a peu ou point de phases de la phthisie pulmonaire dans lesquelles un tel praticien ne trouve une indication importante à remplir par le moyen des médicaments. En remplissant ces indications, il donne un secours précieux à la nature et à l'hygiène.

Je crois fermement à la valeur de la thérapeutique, et il est rare que je laisse mes malades entièrement à la nature. Je crois, franchement, pouvoir les aider dans leur combat pour la santé et la vie par une médication rationnelle, et je crois de mon devoir de le faire. Quand j'étais moi-même phthisique, pendant plusieurs années, je me suis toujours traité médicinalement, et je pense avoir augmenté mes chances de guérison, en traitant les phases variées de la maladie à mesure qu'elles se manifestaient.

Ayant ainsi posé, d'une manière générale, les principes qui doivent régler le traitement de la phthisie pulmonaire, j'aurai quelques mots à dire sur les agents thérapeutiques qui occupent le premier rang dans l'esprit des médecins. Parmi ceux-ci je dois placer en première ligne l'huile de foie de morue.

L'huile de foie de morue, connue favorablement depuis longtemps en Allemagne, fut introduite en Angleterre et en France, il y a une trentaine d'années. En Angleterre, c'est à mon homonyme le professeur Bennett d'Édimbourg que revient l'honneur de cette introduction. Peu à peu, l'expérience aidant, ce médicament précieux est devenu d'un usage universel. L'influence favorable qu'il exerce sur la nutrition, et par suite sur la marche de la maladie tuberculeuse des poumons, a été reconnue de tous les médecins qui s'occupent de la pathologie thoracique. Aussi est-elle devenue, et avec raison, le grand remède pour la phthisie. Quelques-uns de nos confrères américains, le docteur Bowditch de Boston par exemple, disent que depuis que son administration dans la phthisie est devenue habituelle, non-seulement la mortalité par suite de cette maladie a diminué, mais encore la mortalité générale.

La question se présente, naturellement, si l'huile de foie de morue exerce véritablement une influence bénigne et même curative sur la tuberculose pulmonaire, pourquoi et comment cet effet se produit-il? L'analyse chimique de l'huile de poisson ne nous donne pas l'explication de ce fait, car la quantité d'iode et de brome qu'on y découvre est si minime, qu'on ne peut guère admettre que c'est à leur influence qu'il faut s'en prendre. On est d'autant moins disposé, d'ailleurs, à la leur attribuer qu'administrés seuls, soit dans des doses minimes, soit dans des doses plus grandes, on ne voit pas que le même effet soit produit. On est donc obligé de demander à la physiologie l'explication des faits observés.

Il est de nos jours généralement admis par les physiologistes que si les substances grasses ne sont pas absolument nécessaires aux fonctions digestives et nutritives chez l'homme, elles exercent au moins une influence très-favorable sur ces fonctions. Aussi la nature semble les avoir placées sur ses pas dans toutes les régions de la terre, et lui avoir inspiré le désir instinctif de les mélanger à l'alimentation. Dans les pays du Nord les habitants consomment largement les huiles de poisson, tant seules qu'avec d'autres aliments. Dans les pays tempérés le beurre et le gras de viande les remplacent. Dans les régions sous-tropicales, telles que le midi de

la France et le littoral de la Méditerranée, les huiles
végétales, et surtout l'huile d'olive, forment une partie
importante de l'alimentation. Même dans les tropiques
on a recours à l'huile de palmier et au gée, ou beurre
conservé, pour satisfaire aux besoins de l'organisation.
De l'instinct physiologique pour les substances grasses
aux exigences thérapeutiques de la nutrition morbide
et dépravée qui domine dans la phthisie, il n'y a qu'un
pas. Ce pas, l'observation pratique l'a fait. Ainsi on est
peu à peu arrivé à remarquer que, dans ces états morbides de la nutrition, l'augmentation de l'élément
graisseux dans l'alimentation tend puissamment à
rendre cette nutrition plus saine, plus vigoureuse. Agissant de cette façon, ces substances graisseuses deviennent de vrais agents thérapeutiques.

Si cette manière d'envisager l'action de l'huile de
foie de morue est la vraie, si en l'administrant nous
administrons, seulement d'une manière exagérée, en
vue d'influence thérapeutique, une matière alimentaire
nécessaire à l'homme dans l'état de santé, il s'ensuit
qu'une substance graisseuse quelconque remplirait
l'indication. Dans certaines limites j'admets qu'il en
soit ainsi. La crème, la graisse de viande, les huiles
végétales, le lard, le beurre, tous répondent aux né-
cessités physiologiques de l'économie. Aussi je les
donne tous, l'un ou l'autre, quand l'estomac du malade ne supporte pas l'huile de poisson. Mais je pense,
avec la plupart des médecins, que cette dernière est la
meilleure, parce qu'elle est la plus facile à digérer et à
assimiler, et que c'est la substance grasse à laquelle
l'estomac s'accoutume le plus tôt, et qu'il accepte le
plus longtemps. Moi-même j'ai pu prendre 45 grammes

par jour pendant cinq années consécutives, toujours
sans inconvénient, même avec un avantage marqué
pour les fonctions digestives, et à la fin avec plaisir.
Un de mes amis, médecin très-connu dans le monde
scientifique, qui comme moi a sauvé sa vie par l'influence combinée de l'hygiène, du climat et de la .
thérapeutique médicinale, ne put jamais s'accoutumer
à l'huile de morue; mais, me dit-il, « je mangeais des
quantités fabuleuses de beurre à mes repas ».

C'est un fait reconnu et admis que le plus grand
nombre de ceux qui guérissent de la phthisie maintenant, sont les personnes qui ont pris de l'huile de foie
de morue. Ce fait semble probant pour la valeur du
remède. Je dois toutefois rappeler que ceux-là seuls
peuvent le prendre chez lesquels les organes digestifs
sont naturellement dans un état sain, ou chez lesquels
étant dérangés ils ont été restaurés par un traitement judicieux. Les femmes chez lesquelles une maladie utérine produit de la nausée, le dégoût des aliments, même des vomissements, ceux qui souffrent de
dyspepsie chronique, ou de maladies chroniques du
foie ou des reins, ne peuvent pas, ordinairement, prendre l'huile de poisson. Elle leur donne des nausées, des
vomissements, et détruit leur appétit. Il en est trop
souvent de même, du reste, avec toutes les substances
graisseuses. On pourrait donc, à la rigueur, dire que
ceux qui peuvent prendre l'huile de morue et qui guérissent, arrivent à ce résultat, non pas tant parce qu'ils
la prennent que parce que leur système digestif est
sain, et qu'ils peuvent prendre et digérer non-seulement les aliments gras, mais une quantité suffisante de
bonne et saine nourriture. On pourrait aussi dire,

d'autre part, que ceux qui ne peuvent pas la prendre et qui meurent, perdent la vie non pas tant parce qu'ils ne peuvent pas prendre le remède que parce que leur système [digestif est en [mauvais état, et ne peut être assez restauré pour que la digestion des aliments se fasse physiologiquement.

Il me semble, toutefois, qu'on aurait tort d'accepter ce raisonnement. Il est indubitable pour moi, comme pour bien d'autres médecins, que l'huile de foie de morue exerce sur les phthisiques une influence remarquable. L'amélioration, du reste, des malades qui prennent l'huile de foie de morue, et d'autres substances graisseuses, a reçu par de récents travaux physiologiques intéressants une explication et une confirmation des plus précieuses. Ces travaux sont dus aux professeurs Fick et Wislicenus de Zurich, aux docteurs E. Smith et Frankland, de Londres, et au professeur Haughton, de Dublin. Ils ont été entrepris dans le but d'arriver à une idée claire et précise de l'origine de la force dépensée par les animaux. Leurs expériences ont été faites sous l'influence des idées modernes sur la corrélation des forces physiques, et sous l'influence de la doctrine de l'équivalence de la chaleur et de la force mécanique. La doctrine physiologique de la nutrition généralement admise est que la nourriture azotée ou albuminée se transforme en muscles et en force par la digestion et l'assimilation, tandis que la nourriture carbonacée, graisseuse et amylacée, est brûlée et crée la chaleur animale. Les expérimentateurs que j'ai cités paraissent avoir établi, d'une manière satisfaisante, que la production de la force musculaire dépensée par les animaux et par l'homme, n'est pas tant le produit

de l'assimilation des aliments azotés, que le produit de
la combustion lente des aliments carbonacés. Selon
cette théorie, la formation de la chaleur animale par la
combustion du carbone des aliments est accompagnée
du développement de la force, dont les muscles ne sont
probablement que les instruments et non les créateurs.

Cette manière de voir s'explique familièrement par
la machine à vapeur. Celle-ci en brûlant le charbon
produit non-seulement de la chaleur, mais de la force,
la force qui fait marcher le train. La combustion lente
de la nourriture dans les procédés de la nutrition s'accompagne, d'une façon plus obscure mais également
évidente, de la production non-seulement de la chaleur mais aussi de la force. Si ces données sont vraies, il
s'ensuit, quelque contraire que le fait soit aux idées
reçues, que la nutrition tire plus de force, de puissance, de la graisse que de la viande. Il semblerait
réellement qu'il en soit ainsi. Les chasseurs de chamois
du Tyrol trouvent qu'ils peuvent supporter de plus
grandes fatigues en se nourrissant de graisse de bœuf
qu'avec le même poids de viande maigre. Aussi, quand
ils doivent s'absenter pour plusieurs jours dans la montagne, ils prennent avec eux cette graisse au lieu de
viande.

Ainsi s'explique le désir de l'humanité pour les
aliments graisseux, ainsi que pour les aliments carbonacés en général. Ainsi s'explique la nature omnivore
de l'homme, ce grand principe de la physiologie, la
force musculaire de l'Hindou qui se nourrit principalement de riz, et celle du paysan Irlandais qui se nourrit principalement de pommes de terre. Toutefois,
avec la nouvelle doctrine physiologique comme avec

l'ancienne, le régime alimentaire le plus rationnel pour l'homme est celui dans lequel les aliments carbonacés et azotés sont dûment combinés, mélangés.

En dernier lieu, nous pouvons en toute sûreté déduire de ces expériences, que les aliments huileux ne sont pas « bilieux », ne produisent pas la bile en trop grande abondance, selon l'opinion populaire. Quand on ne peut pas les digérer sans désordre de l'estomac et du foie, c'est seulement une preuve que les fonctions digestives sont faibles, maladives, facilement dérangées, impuissantes pour la digestion normale. Le plus grand nombre de ceux dont la digestion est dans de bonnes conditions, des conditions de santé, digèrent les aliments gras sans la moindre difficulté. Le dégoût pour la graisse de viande que montrent quelquefois des personnes en bonne santé est presque toujours le résultat d'un vice d'éducation. Quelques mères enlèvent soigneusement les plus petites parcelles de gras dans les mets de leurs enfants, une grande erreur, et les personnes ainsi élevées témoignent souvent de l'aversion pour le gras pendant toute la vie.

L'iode a une grande réputation dans le traitement d'autres formes de la tuberculose, et surtout de la scrofule, qu'on peut dire être presque la même maladie. Je présume que cette réputation est méritée, mais comme on administre l'iode aux scrofuleux en même temps qu'avec un régime très-nourrissant, et qu'on y ajoute un traitement hygiénique des mieux entendus, il est très-difficile de se former une opinion sur sa valeur réelle. Dans la phthisie pulmonaire ce remède ne paraît certainement pas exercer une grande influence, et comme il a une tendance à déranger les fonctions digestives et quelquefois à diminuer l'appétit, je le donne rarement à l'intérieur. Je m'en sers, toutefois, constamment à l'extérieur, en applications sur la poitrine, comme contre-irritant. De cette manière aussi, des quantités appréciables pénètrent dans l'organisme par absorption cutanée. Peut-être aussi ces applications d'iode peuvent aider à l'absorption des adhésions qui existent presque toujours entre le poumon malade et les parois thoraciques.

Une fois que l'on admet que le traitement de la phthisie doit être sthénique, tonifiant, et non antiphlogistique et débilitant, le fer et ses préparations se présentent naturellement à l'esprit. Je les ai souvent administrés, et, je pense, avec avantage, dans la période de convalescence ou de rétrogradation ; quand le dépôt de matière tuberculeuse a cessé, quand la période de résorption et de transformation crétacée est arrivée, et avec elle la période de débilité et de lassitude. Je les ai aussi donnés dans l'état aigu, mais, il m'a semblé, sans avantage. Je dirai même qu'à cette période de la maladie, il m'a paru que les préparations de fer, comme celles de l'iode, ont une tendance à déranger l'appétit, et les fonctions digestives en général. Quand j'observe ce résultat de l'administration d'un médicament quelconque, je le supprime de suite, étant pleinement convaincu que, s'il faut choisir entre les aliments et les médicaments, le choix revient aux aliments. C'est un fait assez remarquable, que, parmi les médecins qui écrivent sur les eaux minérales, il y en a peu ou point qui recommandent les eaux ferrugineuses qu'ils décrivent pour la phthisie progressive. Je dirai même que l'opinion générale semble les condamner comme inutiles sinon dangereuses.

Les préparations de phosphore, et surtout les hypophosphites de soude et de chaux, ont été introduites
dans la pratique d'abord par le docteur Benèke, professeur de pathologie médicale à l'université de Mar-
burg, et plus tard par le docteur Churchill, de Paris.

M. Benèke, alors médecin de l'hôpital allemand de
Dalston, à Londres, publia dans *The Lancet*, 19 avril
1851, un mémoire très-intéressant sur « la physiologie
et la pathologie des phosphates et oxalates de chaux, et
sur leur relation avec la formation des cellules. » — Dans
ce mémoire il soutient que le phosphore est essentiel à
la saine nutrition et surtout à la formation des tissus
azotés. Il conseille l'administration du phosphate de
chaux dans la dose de vingt à quarante centigrammes
par jour : 1° dans les ulcérations scrofuleuses ; 2° dans
l'atrophie infantile liée à la diarrhée et au rachitisme ;
3° dans les affections tuberculeuses et surtout dans la
phthisie à sa première période. Après être entré dans
des détails intéressants et nombreux sur la part que
prend le phosphore dans la formation des cellules et
après avoir décrit son influence marquée sur la guérison
des ulcères scrofuleux, le docteur Benèke dit, p. 434 :—
« Comme la plupart de ces ulcères avaient lieu sur des
malades scrofuleux, la question se présenta, si le phosphate de chaux guérissait la dyscrasie scrofuleuse ou
seulement un de ses éléments. Quant à cette question,
il résulte de beaucoup d'observations, dont le nombre
s'est accru depuis, qu'il existe une relation intime entre
la scrofule et le défaut de phosphate de chaux, mais
que nous ne pouvons pas guérir la dyscrasie par l'emploi seul des phosphates. Il en est de même avec la
tuberculose, une maladie que l'on sait être intimement

liée, sinon identique avec la scrofule. Dans les deux formes de maladie, toutefois, nous favorisons la guérison de la manière la plus efficace, en administrant le phosphate de chaux, et je ne puis faire autrement que d'en recommander l'usage le plus possible. Dans les pages suivantes je donnerai l'explication de ces faits, et je prouverai ainsi, je l'espère, que l'effet du phosphate doit être tel que je l'ai imaginé et tel que je l'ai trouvé. Je dois surtout mentionner que la déperdition des tissus, ou en d'autres termes, le défaut de formation de cellules, fut apparemment moindre dans beaucoup de cas de tuberculose et de scrofule traités avec le phosphate de chaux et autres remèdes que dans ceux qui furent traités sans phosphate, que la guérison d'ulcères tuberculeux de l'intestin fut évidemment favorisée et même déterminée par l'administration du phosphate. Ce remède fut très-efficace dans des cas de tuberculose aiguë, à la première période, même dans ces cas qui, comme on le sait, présentent au commencement tous les symptômes de la fièvre typhoïde. Il m'est inutile de m'appesantir sur les effets spéciaux de l'administration du phosphate de chaux dans ces cas, si on se rappelle le fait général : qu'il augmente la formation des cellules et empêche la déperdition rapide et désastreuse des tissus. »

On voit par les citations qui précèdent que, quoique le docteur Benèke recommande avec chaleur les préparations de phosphore dans la scrofule, dans les maladies tuberculeuses en général, et dans la phthisie pulmonaire, il ne les présente pas comme des antidotes, des panacées contre la phthisie. Avec la discrétion et le jugement éclairé qui caractérisent un pathologiste si distingué, il affirme seulement qu'elles sont aptes à aider à la formation cellulaire, à remédier à un des éléments de la dyscrasie générale qui précède et accompagne ces formes de maladies.

Quelques années plus tard, en 1857, le docteur Churchill lut devant l'Académie de Médecine, à Paris, un premier mémoire dans lequel il revendiqua pour le phosphore et ses préparations la position d'antidotes contre la phthisie pulmonaire et contre les maladies tuberculeuses en général. Dans un ouvrage qu'il fit ensuite paraître : *De la cause immédiate de la phthisie pulmonaire et de son traitement par les hypophosphites*, il essaya de soutenir et de prouver cette assertion. La seconde édition de cet ouvrage fut publiée en 1864.

La question ainsi posée a nécessairement beaucoup occupé ma pensée, et depuis ce moment j'ai administré les préparations de phosphore dans un grand nombre des cas que j'ai été appelé à soigner, tant en Angleterre qu'en France.

Si je ne devais citer que les cas de phthisie arrêtés, ou même en apparence guéris, auxquels j'ai administré le phosphore, je pourrais en fournir au docteur Churchill un grand nombre, moi-même compris, pour appuyer sa doctrine. Dans tous ces cas, quoique bien d'autres moyens ont été employés, on pourrait à la rigueur affirmer que l'amélioration ou la guérison a eu lieu sous l'influence des préparations phosphoriques. Mais, d'autre part, j'ai vu tout autant d'autres cas, peut-être davantage, dans lesquels la maladie a poursuivi ses phases et s'est terminée par la mort, malgré le phosphore pris assidûment et jusqu'à la fin, et cela chez des malades vus dès la première période de leur maladie et dans des conditions d'état général qui rendaient la guérison très-possible et même probable.

Si ces préparations de phosphore étaient vraiment un antidote pour la phthisie, et la cause de l'amélioration ou de la guérison dans la première série de faits, elles auraient dû aussi guérir la plupart de ceux qui appartiennent à la seconde série, car tous les malades se trouvèrent placés dans les mêmes conditions hygiéniques et sociales. L'examen attentif de ces deux séries de faits, ceux de succès et ceux d'insuccès, sous le même traitement, a laissé dans mon esprit la conviction que les résultats différents obtenus doivent être expliqués par des considérations de pathologie générale. Ils me semblent tenir à des différences de type, de constitution individuelle ou héréditaire, et aux conditions sociales sous l'influence desquelles la maladie se développa. Aussi peu à peu la conviction s'est établie chez moi, que ces malades ne prenaient pas un remède capable de vaincre des antécédents ou des conditions défavorables à la guérison. Je dois aussi remarquer que j'ai toujours administré soit les préparations du docteur Churchill même, soit des sels fournis par la maison qu'il emploie à Paris, ou par des maisons de premier ordre, à Londres et à Paris.

Quoique n'admettant pas que le phosphore et ses préparations soient un antidote à la phthisie, car j'ai vu trop de cas d'insuccès pour pouvoir le croire, je dois dire que je regarde ces préparations comme constituant une médication précieuse dans les maladies asthéniques et surtout dans la phthisie pulmonaire. Leur administration, en outre, est tout à fait logique sous le point de vue physiologique ; je pourrais presque ajouter sous le point de vue chimique. Le phosphate de chaux est un des éléments principaux de notre économie. Il contribue à former les os et se trouve dans tous nos tissus, surtout dans le tissu nerveux, dans le cerveau, la moelle épinière et les os. C'est de la saine physiologie et pathologie que de donner librement au système animal, comme aliment ou médicament, les éléments dont ce système est composé. S'il est raisonnable d'en agir ainsi en état de santé, il l'est aussi en état de maladie. Dans les maladies asthéniques, l'observation démontre qu'il est utile d'augmenter la dose des éléments graisseux introduits comme aliments dans l'économie; mon observation a semblé me démontrer que, dans ces mêmes maladies, il est aussi utile d'augmenter la dose de l'élément phosphorique. Le phosphore ne se trouve qu'en petite quantité dans nos aliments, tandis qu'il existe en grande quantité dans notre système. Son administration dans une maladie de débilité peut, ce me semble, être comparée au fumage d'un champ épuisé. Si on cultive le blé pendant plusieurs années de suite sur le même sol, il vient un moment où il ne se forme plus de graine, faute du phosphate de chaux nécessaire à sa formation. Ajoutez de la poudre d'ossements, c'est-à-dire du phosphate de chaux, le blé s'élève avec vigueur et la graine se forme normalement. C'est dans ce sens que je donne les préparations de phosphore et que je les ai prises pendant cinq ans. Je crois avoir fait en quelque sorte, en agissant ainsi, ce que l'on pourrait appeler de la chimie agricole.

Les vues ci-dessus énoncées sur la valeur du phosphore doivent être plus généralement adoptées qu'on ne le pense, car je trouve tous les hivers, à Menton, qu'un grand nombre de ceux qui me consultent ont pris quelque préparation de phosphore. J'ajouterai que le docteur Churchill se serait sans doute acquis la reconnaissance des médecins pour la persévérance avec laquelle il a insisté sur la valeur de ces préparations, s'il fût resté dans la limite du raisonnable et du vrai ; mais il n'y est pas resté : il a voulu faire de ces agents thérapeutiques un antidote, une panacée, et paraît avoir fermé les yeux sur ses propres insuccès, ainsi que sur ceux de ses confrères. L'histoire d'un de mes malades est un exemple frappant de cette confiance aveugle et irrationnelle dans un remède qui n'est qu'un tonique nutritif, mais qu'il envisage à tort comme panacée.

En juin 1867, un Américain, M. H..., âgé de 38 ans, négociant à New-York, me fut envoyé à Londres par ses médecins. Il avait au sommet du poumon droit un dépôt tuberculeux, caséeux, phthisique, s'étendant antérieurement, au-dessous de la clavicule, presque à la seconde côte, postérieurement dans la fosse susépineuse, jusqu'à l'épine de l'omoplate, avec matité et crépitation sèche. Le sommet du poumon gauche était dans un état suspect : légère diminution de sonorité, respiration un peu bronchique, expiration prolongée, pas de râle ou de crépitation. Il était maigre, anémique, faible, dyspeptique. Il y avait des antécédents de phthisie dans sa famille. Jusqu'à l'hiver précédent, il s'était très-bien porté, jouissant d'une bonne santé, en apparence. C'était un homme sage et sensé, et il se plaça du premier coup entre mes mains pour une année, me disant que pendant ce temps il suivrait ma direction en tout, et ferait tout ce que je lui demanderais. Il avait avec lui sa femme, une personne aussi intelligente e tsensée qu'il l'était lui-même, et, sans être riche, il avait les moyens de faire ce qu'il voulait. Ainsi tout était propice pour livrer un combat à la maladie.

Après l'avoir étudié et soigné en ville pendant une dizaine de jours, comme la saison devenait chaude, je l'envoyai dans le nord-ouest de l'Écosse, du côté du lac Lomond. Il y resta, suivant les règles et le traitement prescrits, jusqu'au mois de septembre. Quand il apparut de nouveau dans mon cabinet à Londres, je ne fus pas du tout satisfait du résultat de l'été. La maladie locale cependant n'avait pas fait de progrès, elle était stationnaire. De là il se rendit à Fontaine-bleau, près·Paris, d'après mes conseils, et y passa quelques semaines, arrivant à Menton vers la fin du mois d'octobre. Il s'y fixa près de moi et suivit en toute chose ma direction. Pendant le courant de l'hiver rien ne fut omis pour ranimer sa vitalité chancelante, épuisée, pour arrêter la marche de la maladie; tout, néanmoins, fut en vain. La maladie, arrêtée un moment, recommença sa marche, et il devint progressivement de plus en plus anémique. L'infiltration morbide s'étendit peu à peu à presque tout le poumon droit, et envahit en même temps la moitié supérieure du poumon gauche. En même temps des points de ramollissement épars se montrèrent dans le poumon droit. Quand le printemps arriva, il était dans un état d'épuisement, de débilité extrêmes, maigre, anémique, pouvant à peine se traîner ou monter les escaliers. Il était clair que la phthisie pulmonaire marchait sans arrêt, était en voie d'en-vahir la totalité des deux poumons, et que le malade était irrévocablement perdu.

La femme vit que son mari perdait chaque mois du terrain, et me somma en ami, aussi bien qu'en médecin, de lui dire la pure vérité. « Il a, me dit-elle, un père et une mère chez lui qui l'aiment tendrement, il a une fille chérie qu'il veut revoir. S'il doit mourir, il désire retourner chez lui pendant qu'il en est encore temps, et mourir dans sa patrie, au sein de sa famille. » Je lui répondis, consciencieusement, ce que je pensais. Je ne pouvais faire autrement. Je lui dis que tous mes efforts, ainsi que les siens, avaient été vains, qu'il était perdu, qu'il fallait qu'elle se résignât à le voir mourir, et que, cela étant, j'approuvais son retour en Amérique, fixant le départ aux derniers jours de mai. J'ajoutai que si mes craintes ne se vérifiaient pas, après avoir passé l'été avec sa famille, il pourrait revenir passer un second hiver avec nous.

On se décida à suivre mes conseils, et les places furent prises sur le bateau à vapeur du Havre à New-York. Pendant tout l'hiver il avait pris les hypophosphites, et son attention avait été appelée sur la théorie et la pratique du docteur Churchill par la première édition de cet ouvrage que je lui avais prêté. Il me demanda donc, assez naturellement, si je lui conseillais de voir le docteur en passant à Paris. A cette demande je donnai un assentiment cordial. Dans un cas aussi clair, aussi prononcé, je m'attendais seulement à voir mon pronostic et mes conseils corroborés et appuyés. A ma très-grande surprise il en fut tout autrement. M. Churchill n'admit ni l'un ni l'autre. Il affirma que même dans un état pareil il croyait pouvoir le guérir, ou au moins arrêter la marche de la maladie. Il le garda à Paris pendant les grandes chaleurs de l'été, et fit venir toute la famille de New-York, pour un traitement tout à fait inutile, dans les conditions existantes. Mon pauvre malade et ami mourut au mois de novembre suivant, comme de raison. Il ne pouvait en advenir autrement, dans les conditions où il se trouvait.

Dans un traitement sthénique fortifiant, tel que je l'ai décrit dans la période guérissable de la maladie, les opiacés ne peuvent trouver qu'une place minime. A quoi sert-il de diminuer l'irritation, d'apaiser la toux, de procurer le sommeil, si en le faisant on détruit l'appétit, comme cela arrive souvent lorsqu'on donne des opiacés dans ce but. Ne vaut-il pas beaucoup mieux que le malade subisse un certain degré d'ennui avec la toux et avec l'insomnie qu'elle cause, et mange, si manger est vivre et ne pas manger est mourir. Il y a toutefois d'autres sédatifs comme l'acide hydrocyanique, la jusquiame, la belladone, la ciguë, le chloral, par le moyen desquels on peut souvent obtenir un grand soulagement dans les périodes moins avancées de la phthisie. Dans les crises d'irritations accidentelles, dans les dernières phases de la maladie, dans les cas, heureusement exceptionnels, où la vie n'est qu'une suite de douleurs dans lesqeulles les jours sont sans repos, les nuits sans sommeil, les opiacés peuvent devenir une fatale nécessité. Ils peuvent même être un secours inappréciable et précieux, indispensable, si l'on veut aplanir les derniers jours du malade. Dans ces cas si tristes, quand le médecin cesse d'espérer la guérison et sait qu'il ne peut que rendre plus facile, moins douloureuse la route fatale que son malade parcourt, l'injection hypodermique de la morphine peut être d'une grande utilité. C'est une belle découverte, un des triomphes les plus éclatants de la science moderne. Quand enfin la mort arrive, l'agonie peut être adoucie par l'emploi discret et judicieux des opiacés. Selon moi, il est cruel de ne pas y avoir recours. Tous nous voudrions que notre dernière heure fût ainsi adoucie.

Quant aux expectorants, je ne puis pas dire que j'aie beaucoup de foi dans leur action. Si le muco-pus est sécrété en abondance, il est mieux au dehors, et la nature l'expulse par le procédé facile et naturel de la toux. Quand la sécrétion diminue, et elle diminue toujours à mesure que l'état du malade s'améliore, la sécrétion muco-bronchiale devient plus épaisse, plus gluante. Aussi le malade a de la peine à s'en débarrasser, et tousse spasmodiquement à cause de la sensation de chatouillement, d'irritation, que ce mucus occasionne. Je ne vois pas trop l'avantage qu'il y aurait à augmenter cette sécrétion, à la rendre plus claire, pour la détacher par l'action de la scille et d'autres expectorants ; même si ces derniers en ont la faculté, ce dont je doute. Le vrai remède est un effort de volonté de la part du malade pour retenir la toux jusqu'à ce que les villi de la membrane muqueuse des bronches aient poussé le muco-pus jusque dans le larynx, d'où il est facilement expulsé par la toux.

C'est dans l'ouvrage de mon homonyme, le professeur Bennett, que j'ai trouvé consigné le fait important dans la pratique, que la toux irritante et sèche pour laquelle on conseille le plus souvent les expectorants est dans beaucoup de cas le résultat d'une vraie amélioration dans l'état du malade, et cède mieux aux émollients, et à un effort de la volonté, qu'à tout autre traitement. Je ne parle pas, bien entendu, de la suppression accidentelle de la sécrétion abondante et ordinaire d'une bronchite chronique, pour laquelle les expectorants sont aussi recommandés. Dans ces cas, il est bon de rétablir la sécrétion, si c'est possible, mais c'est une question que je n'ai pas à traiter ici.

Les inflammations locales du tissu pulmonaire autour des points ramollis, des cavernules et cavités, les pleurésies locales, le résultat de dépôts phthisiques dans les poumons qui arrivent à la surface de ces organes, sont traités avec avantage par la contre-irritation, par l'emploi de vésicatoires, par le badigeonnage de la poitrine par la teinture d'iode, par les frictions avec l'huile de croton. Je ne suis pas toutefois partisan de cautères appliqués sur les parois thoraciques dans le voisinage du mal. Je pense que la douleur et l'ennui qu'ils occasionnent l'emportent de beaucoup sur le bien qu'ils sont capables de produire. Les inflammations des organes thoraciques dont nous nous occupons sont constitutionnelles, ne peuvent être guéries que par la diminution, la disparition des causes morbides qui les produisent ; aussi la contre-irritation, produite par les cautères ; ne peut guère exercer une influence réelle et permanente sur la marche de la maladie.

On pourrait écrire un volume sur le traitement médicinal de la phthisie, selon les vues ci-dessus énoncées, mais je préfère me limiter à une courte exposition générale, laissant aux médecins, mes lecteurs, le soin de remplir le cadre. Je vais maintenant consacrer quelques pages à la considération des résultats obtenus par le traitement de la phthisie pulmonaire par les moyens que nous venons d'étudier.

# CHAPITRE V

PRONOSTIC. — RÉSULTATS QU'ON PEUT OBTENIR PAR LE
TRAITEMENT HYGIÉNIQUE ET STHÉNIQUE DE LA
PHTHISIE PULMONAIRE

PHTHISIE AIGUE. — PHTHISIE GÉNÉRALE. — PHTHISIE DES RICHES. —
PHTHISIE CHRONIQUE LOCALISÉE. — PHTHISIE AVEC COMPLICATIONS. —
PHTHISIE SCROFULEUSE. — PHTHISIE ACCIDENTELLE. — PHTHISIE CHEZ
LES VIEILLARDS. — PHTHISIE GOUTTEUSE. — PHTHISIE CHEZ LES
PAUVRES.

Ayant analysé la nature de la phthisie pulmonaire
dans les chapitres précédents, ayant décrit son traitement par l'hygiène, le climat et la médecine, il me reste
à dire quelques mots sur les résultats que l'on obtient
par l'emploi de ces moyens, en me guidant sur mon
expérience personnelle.

Comme je l'ai dit, en combinant les moyens thérapeutiques divers que j'ai décrits, et qui constituent ce
que j'appellerai le traitement sthénique de la phthisie
pulmonaire, affection autrefois réputée incurable,
on arrive à sauver un grand nombre de malades.
Néanmoins, beaucoup meurent et mourront dans tout
temps, quels que soient les progrès de la science, car
pour beaucoup de phthisiques la maladie n'est qu'une
manière de mourir, le résultat d'un épuisement vital,
qui mène nécessairement à la mort.

La question que je désire maintenant approfondir
autant que possible est celle-ci : quels sont ceux qu'on

peut espérer sauver, et quels sont ceux pour lesquels toutes les ressources de l'art doivent être et sont impuissantes, ceux qui sont, pour ainsi dire, voués à la mort. On ne peut répondre à cette grave question que d'une manière approximative, en se fondant sur les lois de la pathologie générale. On doit, pour arriver à un pronostic, analyser le type de la maladie, les circonstances au milieu desquelles elle s'est développée, son degré de développement au moment de l'examen, et ses complications.

Toutes les maladies sont puissamment modifiées dans leurs symptômes et leurs progrès, comme aussi le sont les résultats du traitement auquel elles sont soumises, par le type, par la forme qu'elles revêtent dès leur première manifestation. Ce principe s'applique pleinement à la phthisie pulmonaire. L'étude du pronostic nous ramène donc à la considération de la nature et de l'origine de la maladie. Devons-nous, comme Virchow et ses disciples, admettre des modifications intimes, profondes, dans la nature anatomique de la maladie, des modifications tellement profondes qu'il faille reconnaître plusieurs maladies presque distinctes décrites par Laennec et Louis sous le nom unique de phthisie pulmonaire. Devons-nous admettre une phthisie catarrhale, une phthisie pneumonique ou caséeuse, une phthisie scrofuleuse, un asthme tuberculeux? Ou devons-nous, nous guidant sur Laennec et Louis comme pathologistes, et sur mon homonyme, le professeur Bennett, comme histologiste, regarder la maladie, dont l'ensemble de symptômes constitue la phthisie pulmonaire chez le vivant, comme unique, comme le résultat d'une exsudation tuberculeuse dans différents degrés de développement, depuis le tubercule gris ou jaune, jusqu'aux masses volumineuses, caséeuses ou crétacées. — Si cette dernière manière d'envisager la maladie est vraie, c'est aux lois de la pathologie générale qu'il faut s'adresser pour en reconnaître les types.

Je suis disposé, sous le point de vue de la clinique, à adhérer aux doctrines de Laennec, confirmées et appuyées comme elles le sont par les études histologiques du professeur Bennett. Ces doctrines expliquent la maladie telle que l'on la voit au lit du malade, tandis que celles de Virchow ne l'expliquent certainement pas. Dans un grand nombre de cas, les dépôts, exsudations ou infiltrations, qui se forment aux sommets des poumons, avant le ramollissement et le développement de la bronchite secondaire, ne présentent aucun caractère inflammatoire. Il y a les symptômes locaux, à la percussion et à l'auscultation, qui indiquent la présence de la consolidation pulmonaire, et, en outre, presque toujours, il y a un affaiblissement notable de la santé générale ; mais il n'y a rien qui ressemble au catarrhe, à la pneumonie ou à la scrofule, rien qui en indique la présence. Plus tard les complications inflammatoires surviennent, mais elles sont évidemment secondaires. Les nouvelles doctrines histologiques et inflammatoires ne me semblent pas offrir une explication plus claire et plus satisfaisante des faits cliniques, que ne le faisaient autrefois les doctrines de Broussais.

Il est de toute importance aussi de se rappeler que la théorie inflammatoire de l'origine de la phthisie ne conduit pas à des vues pathologiques et thérapeutiques vraies sous le point de vue de la clinique, et jugées par la clinique. La plupart des malades que je vois à

Menton l'hiver, souffrant de phthisie pulmonaire et imbus de ces doctrines, que ce soient des médecins ou des profanes, ont une idée très-erronée de leur maladie, de la manière dont elle doit être traitée, et de l'avenir qui leur est réservé. Ils semblent s'imaginer qu'ils n'ont qu'une affection locale peu grave, qui doit céder à quelques semaines ou à quelques mois au plus de repos au Midi. Ils ont peu ou point d'inquiétude sur leur avenir, et pensent avant peu devoir retourner à leur vie, à leurs occupations habituelles. Qu'y a-t-il de si inquiétant, de si terrible, pensent-ils, disent-ils, dans une légère pneumonie catarrhale, dans un point de pneumonie chronique au sommet d'un poumon. Les malheureux ignorent que ce mal dont ils font si peu de cas est, peut-être, un arrêt de mort pour eux, et que même si par bonheur ils en guérissent, le fait seul de l'avoir eu doit entraver, briser toute carrière ambitieuse active, modifier profondément la vie future entière.

Sous l'influence de ces vues, même une grande cavité dans le poumon, qui les place dans la troisième période de la phthisie, n'est pour eux qu'un abcès scrofuleux, qui devra se guérir facilement, comme un abcès ordinaire. Puis encore, avec cette idée d'inflammation dans l'esprit, ils ne sont pas disposés à adopter le traitement sthénique que j'ai recommandé dans les chapitres qui précèdent. Ils sont plutôt portés à s'enfermer nuit et jour dans des chambres mal aérées, à retomber dans le Broussaisme pur. En un mot, dans le traitement comme dans la théorie, ils ont une tendance à remonter le cours des ans et à revenir aux erreurs thérapeutiques et hygiéniques d'il y a trente ou quarante ans. Ainsi, par suite des théories histologiques allemandes, le progrès thérapeutique du dernier quart de siècle est mis en danger.

C'est avec plaisir que j'ai trouvé un appui dans la critique clinique que je fais des doctrines histologiques allemandes dans un des médecins les plus connus et les plus célèbres des États-Unis, le docteur Austin Flint, de New-York. Ce médecin lut un Mémoire important sur les théories histologiques modernes devant l'Académie de Médecine de New-York le 20 octobre 1870, dans lequel il prend le même point de départ que moi pour les juger, la clinique. Ainsi, il dit :

« Discuter ces doctrines pourrait sembler présomptueux de la part d'un médecin qui n'est pas histologue. Mais la majorité de ceux qui doivent accepter ou rejeter les théories fondées sur des données histologiques ne sont pas et ne peuvent pas être des travailleurs avec le microscope. On ne peut leur demander d'affirmer ou de corriger ces données par leur propre observation. Ils doivent se contenter de comparer le témoignage d'observateurs divers, et de juger par eux-mêmes, selon le degré de confiance qu'ils attachent à ces observateurs. Ils peuvent, toutefois, être compétents à exercer leur jugement pour décider si les données sont suffisantes pour sanctionner les vues fondées dessus. Ils peuvent même être mieux qualifiés à le faire que ceux qui déduisent des inductions d'observations originales, car l'expérience a tout à fait démontré que les observations microscopiques sont particulièrement exposées à l'erreur, par suite du biais de l'observateur, ou d'idées préconçues. »

Dans ces sages sentences, le docteur Austin Flint revendique, avec autorité pour la médecine clinique, et pour les observateurs cliniques, la part qu'ils doivent nécessairement avoir dans la décision d'une question aussi importante que celle de la nature et de l'entente pathologique de la phthisie pulmonaire. Comme il le dit bien, nous ne sommes pas obligés de renier notre expérience, notre connaissance d'une maladie quelconque, devant des vues nouvelles, fondées sur une interprétation douteuse et discutable de phénomènes histologiques obscurs ; surtout si nous trouvons que les doctrines nouvelles ne s'accordent pas avec, et n'expliquent pas, les faits cliniques que nous voyons journellement. Je suis fondé à dire : discutable, puisque nous voyons des histologues, égaux en savoir et en expérience à Virchow et à ses disciples, rejeter leurs vues ; et cela sur des données purement histologiques, sans même tenir compte de l'interprétation clinique de la maladie, telle que nous la voyons au lit du malade.

Le docteur Flint se plaint, comme moi, de la tendance rétrograde thérapeutique des doctrines en question. Il dit : « Dans l'ouvrage récent de MM. Hérard et Cornil, et dans celui de Niemeyer, les déperditions sanguines sont recommandées comme importantes dans certains cas de la forme ordinaire de la phthisie pulmonaire, dans celle appelée infiltration tuberculeuse. Dans le premier de ces ouvrages la veinesection est recommandée, et dans le second la saignée locale, au moyen de sangsues ou de ventouses. Hérard et Cornil recommandent l'emploi du tartre stibié. Ils conseillent le séjour dans la chambre pendant l'hiver. Niemeyer même va plus loin et conseille le séjour au lit quand il y a des phénomènes fébriles. Ces moyens de traitement sont fondés sur la théorie pathologique qui regarde l'infiltration tuberculeuse comme une forme de pneumonie. Ils sont employés, en d'autres termes, comme des moyens antiphlogistiques. Hérard et Cornil disent que les indications thérapeutiques sont presque les mêmes que dans la pneumonie franche ; et Niemeyer dit qu'un de ses motifs pour donner à la maladie le nom de pneumonie catarrhale chronique, c'est qu'en l'appelant ainsi, on en favorise la prophylactique et la thérapeutique. »

Je ne pourrais rien ajouter à ce qui précède pour démontrer plus clairement le danger, pour la vraie et saine thérapeutique de ces affections, des doctrines histologiques allemandes. Je n'hésite pas à affirmer que toutes, sans exception, les indications thérapeutiques que j'ai énoncées sont absolument erronées, me fondant sur mon expérience clinique personnelle. Comme je l'ai expliqué dans les chapitres précédents, mes malades poitrinaires vivent à l'air frais, couchent avec leurs fenêtres plus ou moins ouvertes (dans le Midi), se lavent tout le corps, chaque jour, avec de l'eau froide ou presque froide, mangent autant qu'ils peuvent digérer, de la meilleure nourriture qu'ils peuvent trouver, et boivent du vin de Bordeaux. Je n'ai recours à aucun agent débilitant et n'en accepte aucun. Je n'ai recours à aucun remède antiphlogistique; et avec ce système la phthisie pulmonaire est pour moi aujourd'hui une toute autre maladie que celle que j'ai étudiée et traitée dans ma jeunesse. Je serais mort moi-même, il y a douze ans, si j'eusse été traité antiphlogistiquement, selon les idées qui dominaient à Paris et à Londres, en 1833, quand je commençai l'étude de la médecine, et bien longtemps après. Une foule des amis et malades qui m'environnent maintenant, guéris ou convalescents, jouissant comme moi de la vie, seraient morts, il y a longtemps, s'ils eussent été traités d'après les idées Broussaisiennes d'autrefois ou allemandes d'aujourd'hui.

L'expérience de chaque année accroît ma conviction, fondée sur la clinique, qu'en traitant la phthisie pulmonaire, nous n'avons pas affaire à une simple maladie inflammatoire locale, mais à une diathèse générale avec une condition de vitalité organique générale abaissée. Cet état général se manifeste par un état pathologique local tout autre que l'inflammation ordinaire, quelle que soit l'histologie des produits morbides. Pour guérir cette maladie, la phthisie pulmonaire, il faut s'attaquer à la constitution du malade, il faut vitaliser l'organisation générale, il faut améliorer les fonctions digestives, et secondairement la nutrition de toute l'économie. Tout traitement local est inutile, ou pire qu'inutile quant à la maladie elle-même, car il détourne l'attention du traitement général, le seul vraiment utile. Toute médecine administrée comme antidote, comme panacée, est vaine. Les remèdes, ou mesures thérapeutiques, dirigés contre la bronchite coexistante n'arrêtent pas, n'améliorent pas la maladie elle-même. Les contre-irritants, les déplétions sanguines locales n'arrêtent pas, n'améliorent pas la pneumonie chronique qui existe au voisinage des dépôts pulmonaires ramollis, quoiqu'ils puissent diminuer la douleur, et faire croire au malade et à ses médecins qu'ils font du bien à la maladie.

Quelle différence entre les symptômes et l'état du phthisique quand une pneumonie aiguë ou sous-aiguë,

une pleurésie, ou une bronchite, survient accidentellement dans les régions du poumon qui ne sont pas enva-
hies par des dépôts phthisiques crus ou ramollis. Nous
avons alors, d'emblée, tous les symptômes de ces
maladies comme elles se présentent chez les malades
ordinaires non phthisiques. Il me semble que cliniquement la bronchite et la pneumonie d'une part, et la
phthisie de l'autre sont essentiellement des maladies
différentes depuis la première période jusqu'à la dernière. Je n'excepte même pas les cas dans lesquels la
phthisie aiguë ou chronique succède évidemment à
une pneumonie aiguë ordinaire. Je pourrais poursuivre
le parallèle de ces deux maladies, mais cela m'entraî-
nerait trop loin, plus loin que je ne me le suis proposé
dans ce travail. Je ne puis toutefois m'empêcher d'attirer l'attention sur les différents sites que choisissent les
deux maladies, la pneumonie et la phthisie.

Le siége de prédilection de la pneumonie, aiguë ou
chronique, est à la base du poumon, et c'est là que les
vomices pulmonaires se forment, excepté dans la vieillesse. Chez les vieillards, la pneumonie aiguë commence
le plus souvent par le sommet, comme je l'ai vu sur
une grande échelle pendant mon internat à la Salpêtrière (Infirmerie) dans l'année 1840. Dans la phthisie,
la maladie commence presque toujours par les sommets. Le docteur Bowditch, de Boston, un médecin estimé et célèbre dans les États-Unis, tant dans la pathologie générale que dans la pathologie thoracique, n'a
trouvé que cinq cas de phthisie commençant par la base
du poumon sur cinq cents observations. Telle est la
proportion qu'il donne, un pour cent, dans un mémoire
intéressant sur la localisation primaire des dépôts mor-

bides dans les phases initiales de la phthisie pulmonaire.

Je préfère donc adopter pour base des types de la phthisie pulmonaire la pathologie générale, vraie pour toutes les maladies, s'appliquant à toutes, et non des distinctions histologiques obscures, qu'il est impossible d'appliquer avec fruit au lit du malade, et qui s'affaissent d'elles-mêmes devant l'observation clinique. C'est en vain, en effet, que j'ai tenté d'établir un diagnostic net, tranché, entre la phthisie catarrhale, pneumonique, fibreuse, scrofuleuse, et sur ce diagnostic d'asseoir un pronostic sérieux.

Les types de la phthisie que je vais passer en revue sous le double rapport du pronostic et des résultats que l'on obtient par le traitement sont : la phthisie aiguë, la phthisie générale, la phthisie des riches, la phthisie chronique et localisée, la phthisie avec complications curables ou incurables, la phthisie scrofuleuse, la phthisie accidentelle, la phthisie des vieillards, la phthisie goutteuse, la phthisie parmi les pauvres. On le voit, tous ces types sont fondés sur la pathologie générale.

Sous la forme aiguë, la phthisie peut parcourir toutes ses phases en quelques semaines ou en quelques mois. J'ai vu des malades pris d'une série de symptômes fébriles, ayant toute l'apparence d'une fièvre typhoïde, mourir en quatre ou cinq semaines. A l'autopsie, j'ai trouvé les poumons pleins de tubercules miliaires. Aucun traitement ne peut avoir une influence quelconque sur le résultat d'une telle maladie; le malade est condamné à mourir dès le premier jour de la maladie. C'est à cette forme de la phthisie que l'école allemande donne le nom de *Tuberculosis*.

‹ Dans d'autres cas également funestes de phthisie aiguë, quoique la maladie ne prenne pas la forme d'une fièvre continue, il ne met que quelques mois, au lieu de quelques semaines, à parcourir ses phases successives. Il n'y a jamais un moment d'arrêt, jamais de trêve à la marche progressive du mal. Les tissus pulmonaires des deux poumons sont progressivement envahis par l'exsudation, par l'inflammation tuberculeuse ou caséeuse, qui se ramollit en peu de temps ; de sorte que les poumons entiers deviennent rapidement une masse morbide. Le malheureux malade meurt sans avoir eu la moindre rémission à l'acuité de ses symptômes. Que peuvent la thérapeutique, l'hygiène, les climats, dans des cas de ce genre ? Une telle maladie n'est vraiment « qu'une manière de mourir. » Je me demande même souvent, si les traitements les mieux entendus, les mieux poursuivis retardent l'issue fatale.

On voit la phthisie aiguë beaucoup plus souvent dans la jeunesse que dans un âge plus avancé. La maladie participe à la vigueur, à l'énergie des fonctions vitales dans les premières périodes de la vie. Je regarde cette maladie comme la manifestation d'une dégénérescence profonde et finale de la vitalité humaine. Cette dégénérescence vitale est si profonde même, que l'économie animale ne fait aucun effort pour résister au mal qui l'attaque. Il faut rechercher les causes de la phthisie aiguë dans l'exagération de toutes les causes héréditaires et sociales qui produisent la maladie, et leur concentration dans le même individu. Ainsi je l'ai surtout rencontrée chez des personnes qui, avec une prédisposition héréditaire, avaient été exposées à des conditions hygiéniques extrêmement défavorables, à la vie des grandes villes, à une nourriture malsaine et insuffisante, à une atmosphère viciée, à de grandes inquiétudes, à de profonds chagrins.

La forme la plus fatale de la phthisie, après la phthisie aiguë, est celle dans laquelle le dépôt phthisique, quoique se manifestant peu à peu, chroniquement, se fait non par foyers isolés aux sommets des poumons, mais simultanément dans toute l'étendue des deux poumons, au sommet, au centre, à la base. C'est ce que j'appellerai la phthisie générale. Si le malade meurt, par autre cause, dans la première période de la maladie, on trouve les poumons dans leur entier, farcis de dépôts phthisiques tuberculeux, caséeux. Quand ces dépôts se ramollissent simultanément, ce qui arrive souvent, la bronchite secondaire est toujours très-grave, et les symptômes constitutionnels sont très-prononcés, très-développés.

Il y a plusieurs degrés d'intensité et de gravité dans ce type de la maladie, qui occupe une position moyenne entre la phthisie aiguë et la phthisie localisée. On peut toutefois dire que plus le cas s'éloigne de ceux dans lesquels la maladie est localisée au sommet du poumon, plus le type est défavorable pour le traitement, plus le pronostic doit être sérieux.

Quand la phthisie commence sous la forme chronique et localisée, dans le sommet d'un ou des deux poumons, comme heureusement il arrive dans le plus grand nombre de cas, une des formes les plus graves est celle dans laquelle la maladie se développe au milieu de conditions sociales et hygiéniques très-favorables. Si une pauvre couturière, à moitié morte de faim, exténuée de travail, demeurant dans une atmosphère viciée, vivant dans un état perpétuel de dépression mentale, devient phthisique, la moindre réflexion nous dit que la maladie peut s'être manifestée sous l'influence de causes susceptibles de modification. Si la malade est placée dans des conditions hygiéniques et sociales plus favorables, elle peut guérir, et, en effet, souvent elle guérit. Si, au contraire, la phthisie pulmonaire se manifeste chez une personne née et élevée au milieu du luxe, chez une personne qui n'a jamais connu les privations ou le chagrin, le pronostic est nécessairement plus défavorable.

Il est d'autant plus difficile d'arrêter la marche du mal dans ces derniers cas, que très-souvent la cause en est quelque prédisposition héréditaire très-prononcée, quelque vice d'organisation ayant son origine chez les parents, ou encore quelque aberration de la vitalité innée du malade. C'est surtout dans ces cas qu'on doit faire tout ce qu'il est humainement possible pour entraver le progrès de la maladie. On ne doit négliger aucun moyen pour stimuler, pour renouveler la vitalité organique. C'est dans ces cas surtout qu'il faut enlever le malade des milieux sociaux, domestiques et publics, dans lesquels la phthisie a été engendrée. On peut espérer, en le faisant, non-seulement le remettre dans des conditions meilleures pour sa santé, mais aussi réduire à néant quelque cause inconnue, quoique peut-être puissante, qui peut avoir contribué à développer le mal. Un changement de pays, de climat, est une ressource inappréciable avec ces malades, et peut même être leur seule chance de salut. Tout ce que l'on fait aussi pour combattre la maladie doit être fait dès le commencement, aussitôt qu'elle est reconnue. Il ne faut pas perdre de temps; hésiter, prendre des termes moyens, est une fatale erreur. L'ennemi est puissant, et il faut l'attaquer de front, autrement il gagne du terrain, et la bataille est perdue avant d'avoir été livrée. En acceptant le danger, toutefois, il ne faut pas se laisser décourager, car c'est dans le traitement de cette forme de la phthisie chronique localisée qu'on obtient le plus de succès.

Une classe de malades chez lesquels le traitement curatif a encore moins de chances de succès, c'est celle dans laquelle il existe des complications sérieuses, incurables. La phthisie se manifeste fréquemment chez des personnes avançant en âge, entre trente et soixante, qui ont mené la vie à fond de train, qui ont beaucoup vécu et ont épuisé une constitution, peut-être originellement bonne, par toute espèce d'excès. Chez eux l'estomac et les fonctions digestives sont profondément troublés; le foie peut être malade ainsi que les reins. Que peut le traitement dans de tels cas ? La maladie peut être regardée comme l'indice d'une débâcle générale, d'une ruine constitutionnelle profonde, et le traitement le plus judicieux, le plus persévérant peut seulement retarder l'issue fatale.

La phthisie peut attaquer à l'âge de la puberté ceux qui ont été scrofuleux dans leur enfance, et même les enfants scrofuleux. C'est une complication sérieuse et malheureuse, mais il s'en faut de beaucoup qu'elle soit aussi grave que celles que nous venons de décrire. La tuberculose, ou l'exsudation tuberculeuse, affecte des organes différents, à différentes époques de la vie. Dans la première enfance, elle attaque surtout les méninges et le mésentère. Dans la seconde enfance et jusqu'à la puberté elle attaque de préférence les tissus glanduleux du cou, les extrémités des os longs, et le tissu spongieux des os en général. C'est ainsi que surviennent ces maladies des articulations et des os qui caractérisent la scrofule. Lorsque j'étais interne des hôpitaux à Paris, je fus longtemps chargé (1841) du service de M. Emery à l'hôpital Saint-Louis. Il avait dans ses salles un grand nombre de jeunes filles scrofuleuses, qui avaient presque toutes des engorgements tuberculeux du système glanduleux, ou des caries scrofuleuses des articulations, ou les deux formes de maladie réunies. C'était un triste spectacle que celui que présentaient ces pauvres jeunes filles !

A cette époque je publiai en Angleterre les leçons cliniques d'un de nos maîtres à Saint-Louis, le docteur Lugol, et tout ce qui se rapportait à la pathologie de la scrofule avait pour moi un grand attrait. Il désirait établir la liaison entre la scrofule et la phthisie pulmonaire, et m'engagea à faire des recherches à ce sujet. Aussi j'examinai, à maintes reprises, les poumons de mes pauvres jeunes filles scrofuleuses, et je trouvai chez beaucoup d'entre elles les symptômes locaux de dépôts, d'infiltrations phthisiques dans les poumons, surtout chez les plus avancées en âge. Souvent ces dépôts n'avaient donné lieu à aucun symptôme rationnel, de sorte que leur présence avait passé inaperçue. Le docteur Lugol me dit que ce que je trouvais s'accordait avec son expérience personnelle chez ses jeunes malades scrofuleuses. Quand la mort, arrivée par suite de maladie intercurrente, donnait l'occasion de faire des examens nécroscopiques, le développement de tubercules dans les poumons de jeunes gens scrofuleux, me dit-il, était observé beaucoup plus fréquemment chez ceux qui étaient arrivés à la puberté, ou s'en approchaient, que chez ceux qui étaient plus jeunes.

Ces exsudations restent souvent à l'état cru ou latent pendant de longues années avec l'apparence extérieure d'une santé florissante, mais quand elles commencent à s'agrandir et à se ramollir, l'existence antécédente de la maladie scrofuleuse donne à cette forme de la phthisie un cachet de grande gravité, quoiqu'elle ne soit pas nécessairement fatale. Chez ces malades la phthisie semble apparaître dans sa forme progressive comme le point terminal des affections scrofuleuses et tuberculeuses antécédentes.

Les tubercules crus, ou infiltrations caséeuses, qui coexistent avec les maladies scrofuleuses chez les jeunes gens, existent souvent, sans aucun doute, à l'état latent sans le moindre symptôme qui indique leur présence. Ils peuvent être plus tard résorbés, et le malade peut recouvrer la santé sans que leur existence ait même été soupçonnée.

Le type le plus favorable de la phthisie, celui dans lequel un traitement rationnel a le plus de chances d'arrêter la marche de la maladie, et même de la guérir, c'est celui qu'on peut appeler la phthisie accidentelle, à forme chronique, localisée dans les régions supérieures des poumons. C'est à cette forme surtout qu'on applique maintenant l'appellation de pneumonie chronique ou caséeuse.

Dans ce type de la phthisie, nous n'avons pas le plus souvent l'hérédité à combattre, ou du moins une hérédité très-prononcée ; le malade n'est pas né de parents très-âgés ou très-souffreteux ; la maladie ne présente pas des complications sérieuses du côté d'autres organes, correspondant à une dépravation radicale et irremédiable de toute l'organisation. Dans ces cas la phthisie se manifeste le plus souvent sous l'influence de conditions hygiéniques défavorables, d'excès de travail, de la vie sédentaire des villes, d'inquiétudes et d'anxiétés morales et sociales. Quelquefois dans la vie la plus luxueuse et la plus facile, en apparence, quelques-unes de ces influences sont en jeu ; de sorte qu'il ne faut pas toujours se fier aux apparences. La manière de vivre, les habitudes domestiques des personnes qui appartiennent aux sommités sociales peuvent ne pas être hygiéniques. Ces personnes encore peuvent être en proie, comme les plus humbles mortels, à de cruels soucis, qui ne sont pas moins amers, moins difficiles à endurer, parce qu'ils sont cachés. Leurs nuits peuvent être sans sommeil, leurs jours sans joie. Les affections méconnues, les liens domestiques brisés, l'ambition déçue, jettent une ombre fatale sur la vie, réagissant sur les fonctions digestives et nutritives, et ouvrant une voie à la maladie. Dans tous ces cas nous pouvons espérer que le vieil axiome se vérifiera : *Sublatâ causâ, attolitur effectus.* Si nous pouvons enlever toutes les causes qui dépriment la vitalité du malade, et si la maladie est dans les premières phases de son développement, nous pouvons espérer, d'abord arrêter sa marche, et puis guérir le malade, et cela à tout âge, si ce n'est dans une vieillesse avancée.

La phthisie dans l'extrême vieillesse, — maladie pas aussi rare qu'on ne le pense — m'a toujours paru une forme à peu près incurable, véritablement une manière de mourir. Je pus étudier un certain nombre de cas de cette forme de la phthisie à l'infirmerie de la Salpêtrière à Paris, en 1840, et depuis j'en ai vu quelques-uns dans la clientèle privée. La maladie prend la forme de la bronchite chronique, mais est caractérisée, outre les symptômes fournis par la percussion et par l'auscultation, par un degré extrême d'amaigrissement. Je n'ai jamais vu un amaigrissement aussi extrême dans d'autres maladies. Les malades deviennent à la fin de vraies momies vivantes, formées en apparence d'os, d'organes cachés, et de peau en parchemin.

Il y a une forme de phthisie dont j'ai vu pas mal d'exemples, quoiqu'elle ne soit pas généralement admise. On peut l'appeler phthisie goutteuse, et le pronostic est plutôt favorable qu'autrement, surtout dans les premières périodes. La phthisie et la goutte sont considérées par bien des médecins comme antagonistiques, mais l'expérience démontre qu'il n'en est pas ainsi. Il me semble que le manque d'accord de ces vues théoriques avec l'expérience clinique s'explique facilement.

La goutte se développe, primitivement, chez des personnes se portant bien, de robuste constitution, qui vivent généreusement. Leur système digestif étant sain et vigoureux leur permet de prendre et d'assimiler une quantité considérable d'aliments azotés et de boissons alcooliques, et c'est cette alimentation qui semble développer la goutte chez eux. Ces individus, les goutteux primitifs, qui développent la goutte dans leur propre économie, ne deviennent pas phthisiques. Leur vitalité est trop puissante pour qu'ils succombent à une maladie de langueur, d'anémie.

Mais quand ces individus robustes, qui ont créé la goutte en eux, de toute pièce, par une existence luxueuse, se marient tard dans la vie, ce qui arrive souvent, ils ont des enfants qui ne sont pas robustes et vigoureux comme ils l'ont été eux-mêmes. Leurs enfants sont le plus souvent délicats, sans être positivement maladifs. Ils ont un système digestif faible, et souffrent souvent, pendant toute leur vie, de ce que j'appellerai la dyspepsie goutteuse. Si leur organisation n'est pas soumise à des épreuves très-rudes, ils passent assez bien à travers la vie, et arrivent parfois à la grande vieillesse, même en souffrant des formes ataxiques de la goutte. Mais si, au contraire, ils sont très-éprouvés de corps ou d'esprit, s'ils sont placés pendant longtemps dans des conditions hygiéniques défavorables, ils s'affaiblissent, et deviennent anémiques, sujets aux affections inflammatoires des voies aériennes. Ces affections ont alors une tendance à devenir chroniques, et des dépôts phthisiques peuvent se former à la longue dans les poumons. Comme je l'ai déjà avancé, cette forme de la phthisie n'est pas défavorable quant au traitement, car la constitution reçue des parents est souvent originairement bonne, quoique faible et entachée de la goutte ataxique. Dans ces cas il peut y avoir une vitalité latente sur laquelle on peut compter. — Mon propre cas était de ce nombre.

Un élément de la dernière importance quand on veut évaluer le résultat probable du traitement, former un pronostic en un mot, — est l'étendue des poumons que la maladie a attaquée quand le traitement rationnel commence. Je compare souvent, familièrement, un poumon phthisique à une maison qui aurait pris feu.

Le feu peut commencer au grenier, dans les chambres de domestiques, c'est-à-dire au sommet du poumon, la partie de l'organe qui est le plus souvent le point de départ de la phthisie. Si on parvient à l'éteindre avant qu'il n'ait atteint l'étage au-dessous, le locataire de la maison souffre peu d'inconvénients par suite de l'incendie. Il peut y vivre fort à son aise dans les conditions ordinaires de la vie; il s'aperçoit seulement qu'il a moins de place qu'auparavant, les jours exceptionnels, quand il reçoit, par exemple, des visites d'amis. Si un ou deux étages au-dessous sont détruits avant qu'on ait pu éteindre le feu, il y a de la gêne dans la vie journalière, mais il y a toujours moyen de vivre tant bien que mal. Mais, quand toute la maison est détruite, si ce n'est une chambre ou les caves, le malheureux locataire ne peut plus s'y arranger; la vie y est devenue impossible. Et puis, quand le feu en est arrivé là, il devient difficile de sauver même une chambre, même une cave.

Il en est ainsi avec les poumons, qui ne se renouvellent pas une fois détruits; car nous ne renouvelons pas nos organes, comme les crustacés, dit-on, reforment leurs pattes perdues. Une fois qu'une partie du poumon est détruite, elle l'est pour toujours, et les fonctions pulmonaires sont nécessairement accomplies par ce qui reste à l'état sain. En suivan tce raisonnement, je me crois ´ondé à établir que la limite de la curabilité de la phthisie pulmonaire est celle-ci. Il doit rester assez du tissu pulmonaire sain pour que les fonctions de l'hématose puissent s'accomplir quand le progrès de la maladie est arrêté. L'étendue de tissu pulmonaire sain, réclamée par les besoins de l'hématose, nécessaire à la vie, varie beaucoup, évidemment, dans divers individus selon leur vitalité individuelle. Ainsi l'un vit longtemps avec quelques fragments de poumon, tandis que l'autre meurt presque aussitôt que les poumons sont sérieusement attaqués.

Le premier point dans le traitement, le point le plus important, est donc d'arrêter la marche de la maladie, comme dans un incendie la première chose à faire est d'en arrêter le progrès, d'en concentrer les dégâts dans le lieu attaqué. A moins qu'on n'y réussisse, dans un cas comme dans l'autre, toute la maison sera détruite. Ensuite, la question de vivre dans la maison endommagée est une affaire d'adaptation. Il est curieux d'observer comme l'homme s'adapte facilement, à la longue, corporellement et mentalement, aux modifications qui surviennent dans la vie. Il faut toutefois ne pas oublier que plus l'incendie, ou la maladie, ont fait de progrès quand on les découvre et qu'on les attaque, plus il est difficile d'en arrêter la marche.

Quand, par l'influence combinée de l'hygiène, du climat et de la médecine, les progrès de la phthisie ont été arrêtés, les exsudations, dépôts, infiltrations ont été absorbés ou réduits à leurs éléments minéraux, que les cavités, petites ou grandes, ont été cicatrisées en partie ou en totalité, il ne faut pas penser que le malade soit guéri, en sûreté pour l'avenir. La guérison, le plus souvent, peut-être toujours, a lieu sous l'influence d'une amélioration de la nutrition. Souvent le poitrinaire convalescent est gras et rose, a toutes les apparences externes de la santé, mais cette apparence est une déception, le résultat d'une vie passée dans les conditions les plus hygiéniques, dans un repos et dans une tranquillité tout à fait artificiels. Au fond il y a encore la cachexie phthisique ou tuberculeuse, qui se révèle par le défaut de puissance musculaire, par de la lassitude et même de la prostration, si les habitudes de la vie invalide sont abandonnées, si le pauvre malade a le malheur de quitter les rives du fleuve pour se lancer dans le courant.

Les phthisiques convalescents doivent donc se regarder comme des invalides pendant de longues années. Ce n'est qu'à ce prix qu'ils peuvent espérer poser de nouveau un pied ferme dans la vie. On peut les comparer à ces wagons pour marchandises que l'on voit sur les chemins de fer marqués des mots « 10,000 kilos. » — Si un de ces wagons est brisé dans un sinistre, on peut le raccommoder, le peindre, le vernir, et il aura l'air d'être neuf. Mais il ne le sera pas, et, si on veut qu'il rende encore de bons services, il ne faudra plus le charger à dix mille kilos, mais à quatre ou cinq, autrement il courrait risque de se briser de nouveau et d'une manière irréparable. Ceux qui ne peuvent pas ou ne veulent pas se regarder ainsi comme des convalescents malgré une apparence extérieure de santé, le plus souvent rechutent et presque toujours meurent misérablement. Il est bien rare qu'on puisse une seconde fois arrêter le progrès de cette maladie. J'en ai vu de nombreux exemples. Un ou deux hivers passés au Midi et un traitement rationnel arrêtent le mal et amènent une amélioration qui inspire une confiance trompeuse. Le malade ne peut pas ou ne veut pas suivre les conseils donnés, et sort encore une fois du port, de l'abri qui le protége, pour livrer le combat de la vie. Mais il retombe, blessé de nouveau, plus grièvement que la première fois, et souvent il revient l'hiver au Midi, mais seulement pour y mourir.

Ce qui démontre que même chez ceux chez lesquels le progrès de la phthisie pulmonaire a été arrêté, la cachexie tuberculeuse ou le défaut de puissance organique et vitale persiste, c'est la fréquente manifestation de maladies cachectiques d'un autre type. Aussi, presque tous les hivers, je perds à Menton d'albuminurie, de maladie chronique des reins, des cas de phthisie guérie, ou du moins de phthisie arrêtée dans sa marche, en état de rétrogradation curative. Quelquefois l'arrêt dure depuis de longues années, dix ou plus, quelquefois l'arrêt n'a eu lieu que depuis une, deux, trois ou quatre. Chez quelques-uns de mes malades chez lesquels la maladie des poumons paraissait éteinte ou arrivée à un état complet de repos, l'albuminurie reste longtemps à l'état de trace, puis elle fait des progrès rapides. L'infiltration séreuse augmente peu à peu, jusqu'à ce qu'elle atteigne les poumons et éteigne la vie.

Il y a deux ans, plusieurs de mes amis, collègues et confrères, les compagnons de mes études dans les hôpitaux, il y a plus de trente ans, me donnèrent un dîner lors de mon passage à Paris, en route pour le Midi. Après le dîner on parla de mon cas, et mes camarades d'autrefois, presque tous arrivés à des positions éminentes dans le monde médical, donnèrent les résultats de leur expérience de la phthisie et de son traitement. Tous croyaient à la curabilité de cette maladie, tous pouvaient citer des cas d'arrêt et de guérison dans leur clientèle, mais tous aussi dirent que beaucoup de ces cas de phthisie arrêtée dans sa marche, ou même guérie, avaient succombé plus tard à quelque autre forme de maladie cachectique, et surtout à l'albuminurie.

Il faut donc faire preuve de persévérance et d'énergie non-seulement pendant le cours du traitement, mais pendant de longues années ensuite, si l'on veut vraiment guérir, ou même obtenir une prolongation de la vie. C'est, on peut le dire, une des circonstances les plus pénibles qui se rattachent à cette maladie. Si l'on échappe à la mort, il faut accepter l'invalidisme pour une longue période, peut-être pour le reste de la vie. Je remarquerai cependant que ceci s'applique plus aux personnes arrivées à l'âge moyen qu'aux jeunes gens. Les jeunes gens qui triomphent de la phthisie ont l'activité organique qui caractérise le jeune âge et peuvent renaître à la vie, et en suivant les lois de l'hygiène redevenir tout à fait forts et robustes.

Afin d'arriver à ce résultat, je conseille souvent aux jeunes gens que je soigne, et qui se trouvent dans ces conditions, de renoncer aux occupations sédentaires des villes, et de se vouer à la vie active des champs. L'agriculture offre des ressources précieuses, et pour ceux qui ne trouvent pas de place dans la patrie, les colonies des États-Unis, de l'Amérique du Sud, du cap de Bonne-Espérance, de l'Austrasie offrent des ressources agricoles inépuisables. Comment un clerc de notaire, un commis de banque ou de maison de commerce, peut-il éviter une rechute, même une fois guéri, s'il retourne aux occupations sédentaires qui ont occasionné ou développé sa maladie. Tandis qu'une vie passée dans les champs, et dans un climat sec et tempéré, comme ceux que j'ai nommés, au grand air au milieu de forêts, d'arbres, de bétail, pourra prolonger son existence jusqu'au terme naturel. Si j'avais moi-même été plus jeune quand cette cruelle maladie

m'attaqua, j'en aurais agi ainsi. Comme j'étais trop âgé
pour suivre une carrière nouvelle ou pour m'expatrier,
j'adoptai un terme moyen, je devins amateur d'horticulture. Aussi je me fais des loisirs et je passe ces loisirs dans mon jardin, au soleil, avec mes fleurs.

Les gens faibles de caractère, les imbéciles d'esprit,
n'ont véritablement pas de chance de guérison quand
ils sont atteints de phthisie pulmonaire. On ne peut
pas leur faire comprendre la gravité de leur état. Ils
font tout ce qui leur plaît, se passent tous les caprices
du moment, et souvent regardent le médecin ami qui
tâche de les éclairer et de les guider comme un tyran
qu'il faut tromper et induire en erreur. Je le répète,
ces personnes n'ont pas la moindre chance de guérison.
Elles n'ont pas assez de bon sens pour suivre les conseils
qu'on leur donne, ou pour saisir la main secourable
qu'on leur tend, en toute amitié et sympathie. Elles ne
veulent sacrifier ni les plaisirs, ni l'argent, ni l'ambition, pour tâcher de ressaisir la vie qui leur échappe.
En un mot, je regarde un esprit faible, vacillant, indé-
cis, ou une appréciation exagérée des jouissances et des
possessions de la vie, comme un élément de pronostic
aussi défavorable qu'aucun de ceux que nous avons
discutés. De telles conditions mentales rendent la
guérison presque impossible, quelque favorable que
soit le cas sous d'autres points de vue.

Quand je réfléchis aux convictions qui se sont peu à
peu emparées de mon esprit, par rapport au traitement
de la phthisie, — convictions consignées dans ces pages
— je suis souvent attristé par la pensée : « Comment les
pauvres peuvent-ils lutter contre une telle maladie ? »
Si le repos de travaux fatigants, si la protection contre

les vicissitudes atmosphériques, si une nourriture abondante et nourrissante, si des médecines coûteuses, telles que l'huile de foie de morue, si des changements de climat pour éviter le froid et l'humidité en hiver, la chaleur en été, sont nécessaires, comment ceux qui vivent de leur travail quotidien, et même beaucoup de ceux qui sont au-dessus d'eux dans l'échelle sociale, peuvent-ils échapper aux atteintes de cette cruelle maladie? Pour eux le combat n'est-il pas un combat sans espoir?

A ces questions, je répondrai que, quoique le combat pour la vie ne puisse pas, sans aucun doute, être livré par les pauvres avec des chances égales de succès que par ceux qui se trouvent dans une position sociale plus avantageuse, il y a toutefois, même pour eux, des chances de guérison, s'ils font tout ce qu'ils peuvent. Les moyens de traitement que j'ai recommandés, l'hygiène, les climats, la thérapeutique médicinale, peuvent être appliqués, plus ou moins, dans le climat habituel, au milieu des devoirs et des occupations de la vie. J'ai vu, je le répète, un assez grand nombre de cas de phthisie pulmonaire arrêtée dans sa marche, guérie même, chez des personnes qui n'ont jamais quitté leur pays natal, dans le nord de l'Europe, l'Angleterre, la France, l'Allemagne, et qui n'ont jamais abandonné leurs occupations. Comme nous l'avons vu, d'autres médecins ont eu une expérience identique. Mon savant homonyme et ami, le professeur Bennett, d'Édimbourg, en a consigné de nombreux exemples dans son ouvrage sur la Phthisie pulmonaire.

Pour arriver à ce but, toutefois, il ne faut rien négliger. Les occupations malsaines, peu hygiéniques, doivent être abandonnées. Toutes les règles de l'hygiène doivent être scrupuleusement suivies. Il faut substituer la vie au grand air, les occupations du dehors aux travaux sédentaires de la maison, et surtout il faut abandonner le séjour des villes pour celui de la campagne, ou au moins de leurs faubourgs.

Les villes exercent une attraction mystérieuse sur les classes inférieures, aussi bien que sur les classes supérieures de la société. Ce fait est difficile à expliquer, à moins que ce ne soit l'excitation fébrile de la vie des villes, l'espoir le plus souvent déçu d'un avancement social plus rapide, qui attirent la population des campagnes. Presque toujours, en réalité, les classes ouvrières ont une vie plus fatigante, plus remplie d'épreuves de toute espèce dans les villes que dans les campagnes. Sans aucun doute, l'air vicié que l'on respire dans les villes, dans des ateliers encombrés, et dans des chambres à coucher où il est encore plus délétère, affaiblit peu à peu la vitalité organique, et constitue une des causes prédisposantes les plus puissantes de la phthisie constitutionnelle.

Les pauvres atteints de phthisie devraient retourner dans leur village natal, même s'ils doivent y accepter une position inférieure à celle acquise dans la ville. Les jeunes gens phthisiques doivent être envoyés en pension, ou pour travailler, chez des parents campagnards. L'air pur de la campagne leur ferait plus de bien que tous les médicaments qu'ils pourraient obtenir de la charité publique dans les hôpitaux et dans les dispensaires des villes.

Il m'a semblé, je dois l'ajouter, que les revenus des hôpitaux de nos grandes villes seraient mieux employés à placer en pension les phthisiques pauvres, chez des agriculteurs, dans des villages, des fermes isolées, qu'à les entretenir dans les salles de ces hôpitaux. On devrait au moins placer les hôpitaux pour les phthisiques à la campagne, dans un pays sablonneux et sain, planté de sapins. En toute chose, cependant, il y a des inconvénients. Si on inondait la campagne de phthisiques, guéris ou convalescents, ce serait un désavantage pour le pays. Ils s'y marieraient et propageraient une race maladive.

On doit bien comprendre que je ne parle maintenant que du traitement *curatif*. Si toute chance de guérison est perdue, si les poumons sont en grande partie détruits, si la maladie marche sans arrêt vers une terminaison fatale, si un asile pour mourir est tout ce qu'il faut, alors il ne vaut plus la peine d'envoyer le pauvre malade mourir à la campagne, loin du foyer, loin des siens et des soins que leur affection lui prodigue. Dans ces cas, lorsque tout espoir est perdu, un asile quelconque suffit pour mourir, — la pauvre chambre avec les parents et amis chéris, même l'hôpital qu'ouvre la charité publique.

Les recherches récentes sur la nutrition dont j'ai parlé ailleurs sont consolantes pour les pauvres. Tant que nous avons cru que, dans le système de la nutrition, la viande voulait dire la force, le muscle, et que les céréales et les substances graisseuses représentaient seulement la chaleur animale, la chance de guérison des pauvres, malades semblait bien minime dans une maladie asthénique, une maladie de pure débilité. Avec de la viande à deux francs ou plus le kilogr., comment obtenir pour dix ou douze francs de viande chaque semaine. Si cette quantité de viande était indispensable pour guérir, comment guérir quand on ne peut l'acheter ? Mais si, comme je l'ai dit, et comme il semble avéré, la viande est surtout un réparateur du tissu musculaire, et si la force créée est, en réalité, surtout produite par les aliments carbonacés, les graisses et les amylacés, la chance de guérison des pauvres est infiniment augmentée dans une maladie dans laquelle, pour guérir, il faut restaurer la force organique. Dans le système nouveau, une farine quelconque, avec du lait et de l'huile, et une quantité minime de viande, feront autant et plus que l'alimentation azotée la plus suivie pour rétablir la force vitale. Dans ces idées, six ou huit francs par semaine, dépensés en nourriture, pourront aller aussi loin que douze ou seize.

Depuis que j'exerce la médecine, j'ai toujours remarqué, comme je l'ai déjà fait observer, que les enfants nourris de viande, et que les grands mangeurs de viande en général, ne sont pas plus forts que les personnes soumises à un régime plus végétal. Avec les enfants même je pourrai dire que c'est le contraire qui arrive. Les enfants que j'ai soignés, qui étaient accoutumés à manger de la viande trois fois par jour, certainement pas d'après mes conseils, ne se sont pas montrés aussi forts ou aussi sains que ceux qui ont vécu d'un régime plus mixte. Comparez les enfants des villes qui mangent de dix à vingt francs de viande toutes les semaines, avec les enfants des paysans, nourris presque exclusivement de pain, de pommes de terre, de farine de maïs et de lait. Ce ne sont pas les premiers certainement qui l'emportent, qui ont sur leur physionomie le cachet de la santé la plus vigoureuse et la plus robuste. Les travaux physiologiques récents dont nous parlons expliquent aussi les effets désastreux qui surviennent souvent quand on traite l'obésité, le développement à excès du tissu adipeux, par un régime animal exclusif.

Je suis profondément pénétré de la triste vérité, que les conseils que je viens de donner pour le traitement de la phthisie ne peuvent le plus souvent qu'être suivis en partie. Il y aura toujours un grand nombre de personnes affectées de phthisie pulmonaire, dans toutes les classes de la société, qui devront accepter, nécessairement, leur maladie comme un décret de la providence, et la combattre où elle les attaque, *in situ*. Mais même dans ces cas, dans les premières périodes de la phthisie, un traitement curatif pourra être essayé par tous, par les plus pauvres, par ceux qui dépendent pour leur existence de leur travail quotidien. Même dans une phase plus avancée, les malades, dans ces conditions sociales, pourraient profiter d'un moment de repos de leur mal pour essayer, selon leurs moyens, d'en arrêter la marche.

La phthisie pulmonaire n'avance pas, le plus souvent, d'une manière non interrompue. Au contraire, sa nature intime est de progresser par saccades, *per saltum*, avec des intervalles de repos, d'arrêt. Même quand elle n'est pas traitée médicalement, elle a pour habitude, quand elle n'est pas aiguë ou sous-aiguë, de présenter ces temps d'arrêt et de progrès, avant d'arriver au terme fatal. La médecine peut tenir compte et profiter de ces temps d'arrêt inhérents à la maladie, qui représentent les efforts de la nature.

Nous pouvons aller plus loin, et admettre que la phthisie pulmonaire a une tendance naturelle à se limiter d'elle-même, c'est-à-dire que dans des conditions hygiéniques et sociales favorables, les efforts de la nature seule, sans aucune thérapeutique, peuvent remonter la vitalité organique, temporairement épuisée, limiter et même guérir la maladie. Cette tendance à une guérison à peu près spontanée, qui existe aussi dans d'autres maladies chroniques, explique les cas de guérison de la phthisie que j'ai trouvés à la salle d'autopsie de la Salpêtrière à Paris, en 1840, et que d'autres observateurs ont aussi trouvés, avant et après moi, dans le même champ d'étude, ou dans d'autres asiles de vieillards.

Cette tendance à la guérison spontanée de la phthisie pulmonaire, sans traitement quelconque, a été aussi reconnue et décrite par le docteur américain M. Austin Flint que j'ai déjà cité. Dans un travail intéressant sur le traitement de la tuberculose, lu devant l'Académie de New-York le 3 juin 1863, et publié dans ses *Transactions*, vol. II, part. XI, il donne un résumé de soixante-deux cas de tuberculose pulmonaire arrêtée, et dit : « l'arrêt de la tuberculose pulmonaire, dû, dans une certaine proportion de cas, à cette influence intrinsèque seule, est un fait capital dans l'histoire naturelle de la maladie. C'est un fait qui n'a guère été reconnu jusqu'à présent, et qui certainement n'a pas été apprécié. Dans quelle proportion de cas de maladie cette tendance intrinsèque seule suffirait pour arrêter la maladie, nous ne pouvons le déterminer, faute de données. Il n'est pas facile d'accumuler des exemples, par suite d'une raison évidente. Ce n'est que dans des cas exceptionnels qu'il est permis à la maladie de poursuivre sa marche sans médication, ou sans quelque changement dans la manière de vivre et dans le régime. Il se passera bien du temps avant que l'analyse puisse rassembler assez d'exemples pour servir de base à une histoire naturelle de la tuberculose pulmonaire. Il faudra donc nous contenter de savoir le fait : que la maladie se termine quelquefois par une limitation spontanée et que le retour à la santé a lieu sans influences extrinsèques. Il est certain que c'est à cette tendance intrinsèque que l'arrêt est dû, en partie ou entièrement, dans un certain nombre de cas dans lesquels on a eu recours à des mesures hygiéniques et à la thérapeutique. »

Je remarquerai, toutefois, que la nature elle-même, comme je l'ai déjà démontré, fait souvent cette expérience pour nous. Quand une personne âgée meurt d'une affection du cœur, du cerveau, ou de toute autre maladie, sans antécédents connus de maladie pulmonaire, et quand à l'autopsie on trouve, surtout aux sommets des poumons, comme je les ai souvent trouvés moi-même, des dépôts crétacés, des cavités sèches tapissées de pseudo-membranes épaisses, des ratatinements et des froncements du tissu pulmonaire, avec des adhésions pleurétiques aux parois thoraciques, il n'y a qu'une conclusion à en induire. L'individu en question a dû nécessairement avoir eu, à une époque antécédente de la vie, la maladie connue sous le nom de phthisie pulmonaire ; que ce soit un exsudat tuberculeux ou une pneumonie catarrhale ou caséeuse. Il a dû en avoir guéri spontanément sous l'influence d'une « limitation spontanée », aidée très-probablement par une amélioration des conditions hygiéniques de la vie. Je dis très-probablement, car, quoique j'accepte la doctrine de mon confrère américain sur la tendance innée de la maladie à une limitation spontanée, je pense que, pour que cette tendance se manifeste, il faut bien que les conditions de la vie soient devenues plus favorables au jeu physiologique des organes. Je dois remarquer que toute maladie grave, sans conseils de médecin, présente cette même tendance à une limitation naturelle, et qu'elle est souvent favorisée instinctivement par le malade. Les forces de corps et d'esprit diminuent, et involontairement on fait un pas en arrière ; on cherche le repos en abandonnant les travaux qui fatiguent, et on s'observe sous tous les rapports.

Toujours est-il que c'est aujourd'hui un fait pathologique généralement reconnu, que la proportion de ceux qui meurent à une vieillesse avancée, présentant dans les régions supérieures des poumons les traces de lésions tuberculeuses ou inflammatoires chroniques, est très-grande. Le professeur Bennett, dans l'article sur la phthisie que j'ai déjà cité, dit sur sa propre autorité et sur celle de MM. Roger et Boudet, dont les observations furent faites, comme les miennes, à la Salpêtrière, qu'une proportion considérable de ceux qui meurent à un âge avancé présentent les indices de maladie pulmonaire antécédente que j'ai décrits.

Nous sommes donc obligé d'admettre qu'une proportion notable des membres de la communauté qui arrivent au terme naturel de la vie humaine, doivent avoir passé, à une époque donnée, sans le savoir, par les premières phases de la phthisie pulmonaire. Dans leur cas, toutefois, au lieu de progresser et d'arriver aux périodes plus avancées de la maladie, elle s'est limitée et a guéri d'elle-même. Ces personnes sont entrées dans la voie si fatale de la phthisie pulmonaire, mais pour en sortir et pour regagner leur santé, sans avoir jamais reconnu leur mal ou le danger couru.

De tels faits viennent puissamment à l'appui de la doctrine de la curabilité de la phthisie à toutes ses périodes, à moins que les poumons ne soient « détruits ». Si donc cette maladie se manifeste souvent, probablement dans des phases de débilité temporaire, et se guérit ainsi spontanément, sans traitement, les chances de la guérison doivent être de beaucoup augmentées par un traitement rationnel, dirigé par un médecin sage et exprimenté. Aussi notre devoir comme médecin est de guetter les moments de calme dans le cours de la maladie, et d'aider la nature, par tous les moyens en notre pouvoir, à limiter la maladie, à en arrêter les progrès, à la guérir même.

Suivant le cours de ces réflexions, je conseillerai, au risque de me répéter, aux jeunes gens attaqués de phthisie dont les occupations sont sédentaires et les lient aux grandes villes, de profiter d'un répit dans leur mal pour changer la direction de leur vie. Si c'est possible, ils devraient, comme je l'ai dit, choisir des occupations qui les retiendraient à la campagne.

Aux artisans il est souvent facile d'abandonner les villes pour la campagne, qu'ils ont souvent quittée dans leur jeunesse, et où ils ont encore des liens de parenté. Tous ceux qui sont dans ce cas, qui ont des amis ou des parents à la campagne qui peuvent et veulent les recevoir, les aider, devraient y retourner et y passer leurs jours, s'ils réussissent à sauver leur vie.

Les villages, les fermes, la campagne en un mot, ont été de tout temps la grande pépinière d'hommes, qui déverse le surplus de sa population dans les villes, pour y être dévoré par les maladies qui accompagnent les agglomérations humaines. Parmi ces maladies la phthisie est, sans contredit, la plus funeste, la plus fatale. Pendant longtemps, pendant des siècles, les populations des pays les plus civilisés de l'Europe ne se sont presque pas agrandies par suite de la terrible insalubrité des villes, presque toutes entourées de murs, et malsaines au dernier degré. Même maintenant, la salubrité des villes est de beaucoup inférieure à celle des campagnes, et ce sont ces dernières qui, par une migration constante, les entretiennent. Les soldats malades de la civilisation ne peuvent donc faire mieux que de retourner là d'où la plupart d'entre eux sont sortis. Comme je l'ai déjà remarqué, toutefois, on ne peut s'empêcher de reconnaître que, s'ils y guérissent et y restent, se mariant et propageant leur espèce, ils pourront bien donner naissance à des enfants entachés de la phthisie héréditaire, et ainsi porter préjudice à la santé future du pays qui les a recueillis. Triste réflexion, tellement il est difficile d'arriver à un bien sans mélange.

Le temps a été où, comme beaucoup de mes confrères, je prescrivais, chez les pauvres affectés de phthisie pulmonaire, des toniques, l'huile de foie de morue, un régime généreux, des soins hygiéniques, et alors je pensais que mon devoir de médecin était accompli. Maintenant, je vois plus loin, le temps et l'expérience ont agrandi l'horizon intellectuel; j'ai appris à attacher peu de confiance dans la valeur curative de la thérapeutique médicinale, poursuivie pendant un temps donné et puis abandonnée. Si les malades restent soumis aux influences sous lesquelles la maladie a été engendrée, quelle que soit leur position sociale, quel que soit le traitement poursuivi, son issue est le plus souvent funeste. Pénétré de cette conviction, je tâche, autant que possible, de les encourager à faire le sacrifice des liens de famille et de position que demande le traitement radical de leur maladie. Ces liens de famille, ces liens sociaux sont aussi forts chez les pauvres que chez les riches. Les pauvres aussi ont encore plus de tendance que les riches à demander au médecin un *remède*, qui puisse les guérir de leur mal, sans aucun effort ou changement pénible, sans sacrifice désastreux de leur part. Comme je l'ai souvent répété dans le courant de cet essai, il n'y a pas de tel remède pour la phthisie pulmonaire. On peut ajouter que, probablement, on ne découvrira jamais un remède, une panacée, pour une maladie qui, pour beaucoup de ceux qu'elle attaque, est seulement une « manière de mourir ! »

Les remèdes médicinaux, les panacées, qu'on prétend découvrir à chaque moment pour la phthisie pulmonaire, sont fondés sur une ignorance complète des lois de la pathologie générale. Ceux qui les ont étudiées savent combien il est impossible pour un quelconque de ces remèds, pour l'inhalation de quelque substance médicinale que ce soit, pour celle de l'air comprimé, pour l'inspiration forcée, pour l'ingestion d'une substance thérapeutique quelconque, de guérir une maladie de la nature de celle que j'ai décrite, une maladie dont le caractère essentiel est la dépression de l'énergie vitale, ou même son anéantissement complet.

Il n'y a qu'un moyen, je le répète à satiété, de guérir

une telle maladie, ou d'en arrêter la marche, c'est de faire
un appel, ferme et continu, aux lois qui règlent la pré-
servation et le développement de la vie, c'est-à-dire aux
lois de l'hygiène. Une application intelligente et assidue
de ces lois, telles que nous les enseigne la physiologie,
avec l'aide de conditions atmosphériques favorables et
d'une thérapeutique rationnelle, peut toutefois, comme
nous l'avons vu, sauver beaucoup de vies. Ma propre
existence, après quinze ans de maladie, en est une
preuve, et je puis ajouter que chaque hiver je vois un
assez grand nombre de malades dans mon exil, au
midi de la France, triompher, comme moi, de leur mal.
Aussi suis-je entouré, tant au nord qu'au midi, d'une
petite tribu d'anciens malades, qui, s'ils ne sont pas
guéris pour toujours, le sont au moins pour le présent,
et peuvent espérer mourir d'une autre maladie que de
la phthisie pulmonaire. Ces résultats, bien différents de
ceux que moi et mes confrères nous obtenions dans la
première moitié de ce siècle, sont dus à l'application
rigoureuse des règles hygiéniques et des moyens de
traitement décrits dans ces pages.

# CHAPITRE VI

## OBSERVATIONS COMME EXEMPLES DE GUÉRISON OU D'ARRÊT DE LA PHTHISIE PULMONAIRE.

Dans la première édition anglaise de ce travail, je n'ai pas donné d'observations à l'appui de ce que j'avançais, ou comme exemples des résultats que l'on peut obtenir par le traitement que je décris. Je voulais laisser aux médecins, mes lecteurs, le soin de les trouver dans leur propre clientèle. On m'a dit que quelques observations ajouteraient à la valeur scientifique et thérapeutique de ce livre, et, pour me conformer à ce conseil, j'en ajoute quelques-unes, la mienne en tête. J'ai surtout choisi des cas dont j'ai pu suivre tous les détails comme ami, aussi bien que comme médecin. Cette double position m'a mis à même d'étudier pendant des années toutes les phases de la maladie, de son arrêt ou de sa guérison. Comme la lecture d'observations est proverbialement ennuyeuse, j'ai évité, autant que possible, l'énumération des symptômes, qui sont à peu près les mêmes dans tous les cas, ainsi que les détails du traitement. Pour ces derniers, j'en réfère aux pages précédentes, puisque tous mes malades ont été traités d'après les règles que j'ai décrites. Chaque observation servira d'illustration à un type pathologique, ou à une phase sociale de la phthisie pulmonaire.

## OBSERVATIONS DE GUÉRISON.

*Observation* I. — Mon père, homme d'une constitution vigoureuse, né et élevé à la campagne, avait cinquante ans quand je suis né. Il avait vécu largement, comme vivaient en Angleterre, au commencement de ce siècle, les classes aisées, buvant habituellement du vin d'Oporto. Par suite, il contracta la goutte de bonne heure, à trente-cinq ans, en resta martyrisé toute la vie, et mourut à cinquante-sept ans de pneumonie aiguë. Il n'y avait pas de phthisie dans la famille, mais une tendance prononcée à la bronchite, et à l'emphysème pulmonaire, avec asthme consécutif. Ma mère, aussi née et élevée à la campagne, avait une constitution saine et vigoureuse. Elle avait trente-deux ans lors de ma naissance, et mourut à quatre-vingt-deux ans, de congestion cérébrale. C'est d'elle, sans doute, que je tiens surtout la force, l'énergie vitale dont j'ai fait preuve. Ma constitution, nécessairement goutteuse, se décela dès la première jeunesse par la diathèse urique et par la dyspepsie goutteuse.

Autrement sain, j'ai pu entreprendre et accomplir des travaux très-rudes d'esprit et de corps, tant à Paris qu'à Londres, jusqu'à l'âge de trente-huit ans. A cet âge j'eus une attaque de goutte aiguë qui fut suivie de bronchite et de laryngite chroniques. Ces maladies, limitées d'abord à l'hiver, après quelques années se perpétuèrent pendant l'été, toujours accompagnées d'accidents de goutte chronique. La santé générale fut aussi détériorée par plusieurs attaques d'angioleucite, suite d'empoisonnement cutané, après des nécropsies ou des examens utérins. Ainsi deux fois j'eus des accidents graves après des examens cadavériques, quatre fois après avoir examiné des femmes atteintes d'écoulements de nature purulente. Deux de ces attaques eurent lieu pendant mon internat à Paris, quatre pendant les années d'exercice à Londres. En 1855, je faillis en mourir, un moment je fus moribond. En mai 1858, j'eus un nouvel empoisonnement à la suite de la nécropsie d'une malade morte d'un cancer de l'utérus. Je détruisis avec la potasse caustique le point inoculé sur un doigt, aussitôt que je m'en aperçus. Je réussis ainsi, probablement, à diminuer la virulence de l'empoisonnement, puisque cette fois l'inflammation des vaisseaux lymphatiques ne dépassa pas la main et l'avant-bras, tandis que dans les autres occasions l'inflammation s'était propagée presque à l'aisselle et jusqu'aux parois thoraciques. Peu de temps après, j'eus une attaque sous-aiguë de bronchite générale, qui continua, avec une sécrétion purulente abondante, pendant tout l'été.

Pensant que mon état était très-suspect, je priai mon ami, le docteur Quain, un des médecins les plus éclairés de Londres, de m'examiner et de me donner son opinion. Il m'examina donc, avec grand soin, au mois d'août, et ne trouva que de la bronchite chronique sous-aiguë. « Vous avez, me dit-il, à quarante-deux ans la bronchite goutteuse d'un homme de soixante-deux. La maladie à traiter chez vous, c'est la diathèse goutteuse. Travaillez moins, mangez moins, buvez moins, et amusez-vous plus à la campagne. » Cette opinion coïncidait avec mes idées propres. Aussi je partis pour les montagnes du Tyrol et y restai deux mois avec grand avantage. A mon retour à Londres, j'allai coucher souvent à la campagne, me débarrassant des accouchements. Je pris moins d'aliments azotés, je bus moins de vin, et je fis une lieue et demie à pied un jour, quatre ou cinq lieues à cheval le lendemain. Comme j'étais extrêmement occupé dans la clientèle, je me faisais descendre de voiture, à une lieue de chez moi, pour la promenade à pied, et je me faisais conduire un cheval au point extrême de mes visites pour la promenade à cheval, avant de rentrer pour dîner. Je reconnais maintenant que je fis l'erreur de diminuer le combustible, les aliments, et d'augmenter la dépense, par un tel exercice. De cette manière j'ajoutais la dépense de la force physique à celle de la force intellectuelle. Si j'avais été à la campagne, dans les montagnes, sans travaux d'esprit, j'aurais eu raison; mais j'avais sur les mains une grande clientèle consultante de capitale, avec toutes ses responsabilités, toutes ses inquiétudes, toutes ses luttes, et j'y consacrais douze ou quatorze heures par jour.

Toutefois le traitement suivi semblait réussir à merveille. Je perdis peu à peu tous les symptômes de la goutte chronique, l'acide urique, le gonflement et la douleur des petites articulations, la dyspepsie, sans néanmoins perdre la toux et l'expectoration. Cela ne m'occasionna cependant aucune inquiétude, car je pensais toujours à la bronchite goutteuse. Mes amis et souvent mes malades me disaient que j'avais l'air pâle, maigre, malade; mais j'en riais, je me sentais tellement mieux, tellement délivré des vieilles douleurs articulaires, si léger, si souple, je travaillais si facilement d'esprit, j'éprouvais tant de plaisir de mes longues courses à cheval, que je ne pouvais m'imaginer que j'étais véritablement malade. Quelque temps après, en février 1859, je fus pris pendant la nuit d'hémoptysie, et je rendis près d'un litre de sang. Le jour suivant, mon ami, le docteur Quain, trouva des exsudations phthisiques très-étendues dans le lobe supérieur du poumon droit, s'étendant postérieurement presque à l'angle inférieur du scapulum, antérieurement jusqu'au-dessous de la troisième côte. Ces dépôts s'étaient ramollis en divers endroits, et évidemment il y avait eu corrosion, ulcération d'une artère assez considérable. J'étais évidemment tombé de Charybde en Scylla. Pendant que je me traitais pour la goutte, l'élément phthisique s'était développé.

Je changeai donc de tactique, je diminuai l'exercice, j'adoptai un régime plus azoté, plus nourrissant, avec de l'huile de foie de morue ; j'abandonnai les accouchements entièrement, et je passai les nuits presque constamment à ma maison de campagne, dans une forêt de sapins, à trente kilomètres de Londres. Tout semblait inutile, la maladie avançait toujours. Je consultai un autre ami, une célébrité anglaise, le docteur C.-B. Williams. Il confirma le diagnostic du docteur Quain. Je lui demandai s'il croyait l'autre poumon attaqué ; à quoi il me répondit que la maladie était tellement avancée dans le poumon droit, qu'il n'y avait plus de base possible pour la comparaison, de sorte qu'il ne pouvait parler avec précision.

Je me crus perdu et m'étais décidé à mourir sous le harnais. Mais quand vinrent les chaleurs d'été, il y eut des ramollissements encore plus étendus, la fièvre hectique et les sueurs nocturnes s'en mêlèrent et je devins tout à fait incapable de vaquer à mes devoirs professionnels. J'abandonnai donc la partie, et je me réfugiai dans le Nord, chez mon ami, le professeur Bennett, à Édimbourg, pour échapper à la chaleur et pour y trouver le repos. Il confirma les opinions déjà données, me dit que j'avais deux cavités dans la partie supérieure du poumon droit; une grande en avant, une plus petite en arrière; que la maladie était évidemment dans une marche progressive, et que, si elle continuait à s'étendre je serais mort et enterré dans six ou huit mois. Il me conseilla cependant de ne pas mourir sans lutter, d'abandonner la clientèle entièrement et immédiatement, et d'aller passer l'hiver au midi de l'Europe. Il ajouta qu'il avait vu un petit nombre de personnes aussi malades que moi remonter sur l'eau, guérir, et que par conséquent cela valait la peine de combattre la maladie. Si je réussissais à en arrêter la marche, si je devenais du petit nombre de ceux qui guérissaient dans de telles conditions, il me serait toujours possible de faire, avec précaution, de la médecine consultante.

Je suivis ces conseils à la lettre, et c'est à cela, sans doute, que je dois d'avoir sauvé ma vie. Pendant que ma famille, à Londres, arrangeait mes affaires, j'allai à un lac pittoresque, le lac Awe, sur la côte ouest de l'Écosse, je m'installai dans une petite auberge, et je me livrai à la pêche du matin au soir. L'automne arrivé, je descendis à travers la France jusqu'à la Rivière de Gênes, que j'avais autrefois parcourue et admirée comme touriste. Débarrassé de toute inquiétude ou souci professionnel, tant pour le présent que pour l'avenir, je m'établis à Menton, alors un village italien presque inconnu. Pendant deux ans je restai entièrement en dehors de la vie active, passant les étés à pêcher en bateau sur les lacs sauvages et isolés de l'Écosse, les hivers à

Menton, où je ne voyais les rares malades qui se présentaient qu'en consultation avec d'autres médecins. Au bout de quelques mois de séjour à Menton, je me trouvai déjà mieux ; la maladie s'était arrêtée et la marche rétrograde vers la guérison avait commencé. Au bout de deux ans j'étais tout à fait convalescent, et je pus commencer, avec précaution, à faire de la médecine consultante, l'été à Londres , l'hiver à Menton.

Avec l'arrêt de la maladie du poumon survint, toutefois, un état de lassitude, de prostration qui me démontra que j'étais toujours sous l'influence de la cachexie tuberculeuse ou phthisique. Aussi cette conviction a puissamment contribué à me retenir en dehors de la vie active professionnelle ou sociale. Dix ans se passèrent avant que je perdisse cette sensation de langueur, de faiblesse ; et ce fait est curieux, car il indique ce que la persévérance presque indéfinie dans la vie hygiénique peut accomplir. Il y a bien peu de malades qui ne se lasseraient de vivre en convalescent avant que dix ans se soient écoulés. Il faut presque être médecin pour avoir les convictions et le courage nécessaires. Pendant ces dix ans j'eus des hauts et des bas, des rechutes, des accidents hémorrhagiques, bronchitiques, comme tous ceux qui sont attaqués de cette terrible maladie, même ceux qui répondent le mieux au traitement. Il serait fastidieux de s'appesantir sur ces détails : je dirai donc seulement que je restai pendant plusieurs années un grand malade, que le second hiver au Midi, après une diarrhée dyssenterique gagnée à Naples, la maladie parut au sommet du poumon gauche ; et que, à mesure que la cicatrisation se fit dans les deux poumons, je devins asthmatique, surtout sous l'influence de rhumes et de bronchites.

Mes amis le docteur Quain et le professeur Bennett me disent que les traces du mal passé sont encore très-évidentes dans le poumon droit. Dans son sommet il y a une cavité sèche ; presque partout dans le lobe supérieur il y a absence de respiration vésiculaire, suite d'emphysème local ; et du souffle bronchique, suite d'induration chronique. Le professeur trouva, au mois d'avril de cette année (1873), le tiers supérieur du poumon droit consolidé, pour me servir de son expression. Autrement, on me dit que j'ai perdu le cachet extérieur du malade, et je me sens assez bien portant, corps et esprit, pour un homme de mon âge. Toutefois, au moindre effort je sens l'existence dans les poumons des anciennes « blessures » ; le moindre rhume occasionne des douleurs assez sévères dans toutes les parties du poumon droit, où l'on trouve les traces du mal passé. Aussi je tâche, autant que possible, de mener une vie calme et tranquille et de ne pas me laisser entraîner dans la vie active qui nous entoure, ce qui est bien difficile. En tout il est bien difficile de s'occuper à moitié.

Il me semble néanmoins que je puis donner mon cas comme une observation de phthisie guérie, sans trop de vanité ou de présomption. Quinze années se sont passées depuis le commencement de la maladie et je suis encore là, sans accidents aigus ou chroniques et rentré jusqu'à un certain point dans la vie de tout le monde. Depuis que je vis ainsi avec calme, avec précaution, j'ai vu bien des amis, des confrères forts, vigoureux, robustes quand j'étais malade, qui s'apitoyaient alors sur ma chute, succomber à la tâche ; et cela

souvent parce qu'ils n'ont pas eu le courage que j'ai eu :
celui de fuir le danger, de combattre la maladie, en
sacrifiant tout, position, fortune, entourage. Peut-être
qu'ils n'ont pas eu des amis sincères comme les miens,
prêts à leur dire la vérité, quelque terrible qu'elle soit,
prêts à les pousser dans la voie du sacrifice.

*Observation* II. — Un des cas les plus instructifs et
les plus satisfaisants de phthisie pulmonaire, arrêtée et
guérie, que j'aie rencontrés est celui de mon ami, le
doct eur Crossby, de Nice. De bonne constitution, sans
antécédents de phthisie dans sa famille, il avait eu depuis
longtemps une clientèle très-fatigante dans le nord de
l'Angleterre, avec des accouchements nombreux, quand
sa santé commença à s'affaiblir. Depuis deux ans il avait
des attaques répétées de bronchite et de laryngite qui
s'aggravèrent au printemps de 1859, en s'accompagnant
d'une faiblesse très-grande. Il alla à Édimbourg, au
mois de juillet, consulter notre ami commun le professeur Bennett. Celui-ci lui trouva un dépôt tuberculeux
ou caséeux, assez étendu, au sommet du poumon gauche,
caractérisé par de la matité à la percussion, des râles
secs et humides à l'auscultation. Il lui conseilla d'abandonner la clientèle et d'aller passer l'hiver au Midi.

Le docteur Crossby se décida à laisser là ses malades,
et à suivre le conseil donné ; mais l'arrangement de ses
affaires traîna en longueur, et au mois de novembre il
était encore au Nord. Tous les symptômes locaux et
généraux s'exagérant sous l'influence du froid humide,
il fut obligé de partir à la hâte, et, en passant à Londres,
consulta le docteur Walshe, un médecin très-connu et
estimé. Celui-ci confirma, de point en point, l'opinion
déjà donnée sur l'existence d'exsudats morbides étendus

dans le poumon gauche et lui conseilla de ne pas perdre de temps, de partir de suite pour le Midi.

Je vis le docteur Crossby pour la première fois, une année plus tard, 1860-61, à Menton. Sa santé s'était beaucoup améliorée, me dit-il, dans l'année qui venait de s'écouler, et il avait gagné de l'embonpoint et de la force ; mais il avait toujours de la toux et de l'expectoration le matin, et était devenu sujet à des attaques d'asthme assez graves. En examinant la poitrine, je trouvai de la matité au-dessous de la clavicule gauche et dans la fosse sus-épineuse. Dans ces régions il y avait des râles humides et une respiration bronchique, tandis que, dans une étendue assez grande autour de la région mate, la respiration vésiculaire normale était à peine perceptible. A la percussion, la résonnance autour de la région mate était augmentée, comparativement à celle de la même région du côté droit. Evidemment, pendant les dix-huit mois qui s'étaient écoulés depuis la découverte de la maladie, dix-huit mois de soins assidus et de traitement rationnel, non-seulement sa marche avait été entravée, mais il s'était fait un travail curatif. La nature avait travaillé à limiter, à réparer les lésions produites dans les tissus pulmonaires, par l'absorption des produits morbides, par leur crétification, par la cicatrisation des cavernules. Simultanément, toutefois, avec cette limitation rétrograde des lésions locales, un changement bien connu avait eu lieu dans le tissu pulmonaire environnant. Les cellules pulmonaires avaient été détruites par ci par là, réunies en foyer, et un état emphysémateux des poumons était survenu. Telle, sans doute, était la cause des symptômes d'asthme survenus en dernier lieu. La forme spasmodique que ces symptômes avaient prise s'expliquait par le tempérament du malade, éminemment nerveux. Pendant plusieurs années le docteur Crossby resta sujet à des crises assez sévères d'asthme, sous l'influence de bronchites accidentelles, ou même s'il était exposé à des conditions météorologiques défavorables, telles que l'humidité, les brouillards, ou un air frais et humide. Peu à peu, toutefois, cette tendance a diminué, à mesure que les lésions pulmonaires se sont guéries.

Le docteur Crossby passa l'hiver de 1859-60 à Hyères, celui de 1860-61 à Menton et se fixa définitivement à Nice cette dernière année. Depuis cette époque il a demeuré et exercé dans cette ville. Il a passé ses étés en Angleterre ou en Suisse, et ne s'aveuglant pas sur le passé, l'acceptant avec courage et philosophie, il s'est toujours soigné. Peu à peu la santé générale s'est remise, et maintenant il se porte tout à fait bien. La maladie du poumon, qui, il y a quatorze ans, menaçait sa vie, et l'aurait probablement détruite, s'il eût été moins énergique, moins courageux, n'est qu'un souvenir du passé. Malgré cela il existe toujours des traces à l'examen. Au mois de septembre 1871, j'examinai avec soin sa poitrine et je trouvai dans toute la région thoracique sous-claviculaire gauche une résonnance exagérée à la percussion, et un affaiblissement notable, dans certains endroits une absence, de la respiration vésiculaire. Il y a évidemment dans cette région des lésions emphysémateuses permanentes du poumon. Il y a aussi, comme chez moi, de la douleur dans ces régions quand il s'enrhume. Toutefois l'observation est bien dûment et véritablement un cas de phthisie pulmonaire guérie.

*Remarques.* — L'histoire de mon ami est très-inté-
ressante, comme exemple de guérison radicale, avec
retour presque à l'état normal du poumon après des
lésions phthisiques graves, constatées par plusieurs médecins connus. Elle l'est encore comme exemple des
complications emphysémateuses, asthmatiques de la
phthisie. La destruction des vésicules pulmonaires
dans le voisinage des exsudations tuberculeuses, des
masses caséeuses, surtout après leur absorption ou la
cicatrisation des foyers formés par leur ramollissement, a été remarquée par beaucoup de pathologistes.
Ce sont ces conditions, sans doute, qui occasionnent,
en partie, la dyspnée des phthisiques, et les phénomènes d'asthme souvent observés, tant chez les malades
que chez les convalescents.

Un médecin anglais assez instruit et connu, le docteur
Ramadge, publia à Londres, il y a une trentaine d'années,
un livre qui fixa longtemps l'attention du public médical. Le titre en était : *La Phthisie guérissable*. Il avait
remarqué, cliniquement, que des personnes indubitablement phthisiques étaient devenues asthmatiques en
guérissant. De là, il conclut que c'était l'asthme qui
avait guéri la phthisie, et que, pour guérir la phthisie,
il fallait produire l'asthme, ou l'emphysème pulmonaire. Il crut pouvoir arriver à cette dernière fin, briser les vésicules pulmonaires, les réunir en petits foyers
ou cavités sans puissance contractile, produire l'emphysème en un mot, en faisant faire à ses malades des
inspirations forcées, au moyen de tuyaux, pendant
plusieurs heures chaque jour.

La remarque clinique était vraie, les déductions
pathologique et thérapeutique fausses, au dernier degré.

Les phthisiques deviennent emphysémateux probablement sous l'influence de deux séries de causes. Premièrement, comme dans la bronchite aiguë, l'inflammation qui existe dans les petites bronches dans le voisinage des dépôts caséeux, s'étend aux vésicules, et les paralyse. Elles deviennent alors des sacs non contractiles distendus par l'air ; les parois se rompant, plusieurs vésicules se réunissent et forment ainsi des cavités non contractiles dans lesquelles l'air est stagnant. Secondement, dans la période de réparation, l'absorption des infiltrations tuberculeuses, des masses caséeuses, la formation de matières crétacées, les cicatrisations dans le tissu pulmonaire, diminuent le champ de la respiration vésiculaire, en détruisant un grand nombre de vésicules. En même temps, la quantité d'air qui entre dans le poumon par les grosses bronches, au moment de l'inspiration, reste la même. Les vésicules encore saines sont distendues, mécaniquement, outre mesure ; beaucoup d'entre elles cèdent à la pression, et il se manifeste un état emphysémateux des régions du poumon qui avoisinent la maladie en voie de guérison.

*Observation* III. — En novembre 1862, je fus consulté à Menton par M. A.., de New-York, avocat très-connu, âgé de trente-quatre ans. Il avait été envoyé à Menton par le docteur Elliott, un des médecins les plus estimés et répandus de New-York, où il est mort récemment, comme meurent beaucoup de nos confrères victimes de trop de travail et de trop de succès. Le malade, qui s'était fait de bonne heure une belle position dans l'arène professionnelle et littéraire par ses talents e son énergie, avait vécu pendant de longues années au

milieu de tous les travaux, de toutes. les agitations
d'une grande cité. Sa constitution, ses forces physiques,
toutefois, n'étaient pas à la hauteur des devoirs que
le succès lui imposa. La santé générale s'affaiblit, il
devint anémique, maigre et sujet à de la toux le
matin en s'éveillant, accompagnée d'expectoration.
Il consulta le docteur Elliott, en l'automne de 1862, et
celui-ci découvrit au sommet du poumon droit un
dépôt phthisique tuberculeux ou caséeux, et lui conseilla de passer l'hiver en Europe.

A l'examen je trouvai de la matité au-dessous de la
clavicule droite en avant, jusqu'au niveau de la
troisième côte, et en arrière dans la fosse sus-épineuse. Dans ces régions il y avait des râles humides
et sous-crépitants. La partie supérieure du poumon gauche était probablement aussi le siége d'un
commencement de mal, quoiqu'il n'y eût ni matité ni râles. Mais il y avait une résonnance marquée de la voix avec expiration prolongée. Il était pâle,
faible, et avait peu d'appétit. Les antécédents de famille étaient favorables et la constitution originelle
bonne. Évidemment, il avait faibli à la tâche, et avait
travaillé depuis longtemps aux dépens de son système
nerveux, et non à l'aide d'une saine vitalité organique
et d'une alimentation bien assimilée.

Je n'ai jamais eu un malade plus intelligent et plus
énergique que mon ami Américain, car il devint bien
vite l'ami aussi bien que le malade. Il employa sa puissance intellectuelle à l'analyse de sa maladie, l'envi-
sagea sous tous les points de vue, se pénétra des idées
sur lesquelles était basé le traitement, et ne dévia
jamais de la route indiquée, ne commit jamais une

erreur ou une imprudence. Il me paya le compliment de me dire qu'il présumait que, malade moi-même comme lui, je faisais tout ce que je pouvais pour me guérir, et que, par conséquent, il ne pouvait faire mieux que de m'imiter. Il le fit sous tous les rapports. Il prit un professeur pour la botanique, acquit les éléments de la science en quelques semaines, et passa son temps, depuis le déjeuner jusqu'à dîner, dehors au grand air, botanisant, dessinant, lisant, au soleil, dans les bois d'oliviers, parmi les rochers, au bord de la mer, et cela sans se fatiguer. Au printemps, comme moi, il remonta au Nord, guidé par le thermomètre, passa le mois de juin dans le sud de l'Angleterre, et les mois de juillet et d'août près des lacs du nord de l'Écosse, pour éviter les chaleurs. Au mois de septembre il redescendit au Midi, encore guidé par le thermomètre, de manière à arriver à Menton vers la fin d'octobre. Pendant ce temps il suivait strictement les règles que j'ai données, se lavant journellement avec de l'eau froide, vivant dehors au grand air le jour, couchant dans une chambre bien ventilée la nuit, prenant l'huile de foie de morue et les toniques que réclamait son état, tels que les acides minéraux, le fer, la quinine, les préparations de phosphore.

Dès le premier hiver il y eut une amélioration évidente dans la santé générale, et le progrès de la maladie fut arrêté. Pendant les dix-huit mois qui suivirent, la consolidation de la santé et la rétrogradation de la maladie marchèrent d'une manière non interrompue. A la fin des deux années la nutrition était évidemment devenue normale, le teint était bon, l'appétit était naturel, le poids avait augmenté ; le sommeil était continu et réparateur, et les forces étaient beaucoup meilleures. Il y avait encore une diminution de sonorité à la percussion des régions malades, un peu de respiration bronchique avec expiration prolongée, mais il n'y avait plus de râles humides ou secs, plus de toux ou d'expectoration.

Je crus qu'il pouvait, en toute sécurité, retourner dans son pays natal, mais non dans l'arène professionnelle. Comme il était dans une position sociale qui lui permettait de faire le sacrifice de sa profession, il le fit. Il se construisit une maison, à la campagne, dans un endroit salubre et pittoresque, et devint propriétaire campagnard. Pendant cinq années, il y mena une vie hygiénique et heureuse, partageant son temps entre l'horticulture, les plaisirs et les occupations de la campagne, et la littérature, mais ne se mêlant pas aux affaires. Il y a quatre ans, se sentant tout à fait bien, il rentra dans la vie active, dans la vie politique, et est devenu un des hommes les plus marquants et connus de l'époque. A l'automne de 1872, je pus l'examiner. Je le trouvai gras et bien portant. A l'inspection de la poitrine, c'est à peine si je découvrais quelques traces de la maladie ancienne, seulement une diminution du murmure vasculaire, et un peu de souffle au sommet du poumon, sous la clavicule et en arrière. Voilà certainement un autre cas de guérison de la phthisie pulmonaire. Ce malade a tout à fait échappé à la diathèse morbide qui domina et causa sa maladie en 1862.

*Observation* IV. — En octobre 1861, je fus consulté à Menton par mademoiselle B..., qui me fut adressée par le docteur Little, de Londres. Il avait découvert l'existence de la phthisie pulmonaire chez sa jeune malade

peu de temps auparavant, et regardant le cas comme
très-sérieux, comme je le trouvai en effet, il lui avait
conseillé de passer l'hiver au Midi. Mademoiselle B...,
âgée de vingt-un ans, de parents sains, avait passé
sa jeunesse à la campagne dans le centre de l'Angleterre. Quoique toujours un peu délicate, sa santé fut
bonne jusqu'au printemps précédent. A la suite de chagrins profonds, elle commença à maigrir, à devenir
blanche et faible et à avoir une toux sèche. Ces symptômes persistant, sa famille consulta le docteur Little.
Il y avait quelques antécédents de phthisie dans la
famille.

Quand je vis mademoiselle B..., elle était pâle, maigre, faible ; la langue blanche, l'appétit mauvais, les
nuits agitées, avec une tendance aux sueurs nocturnes.
A l'examen je découvris des infiltrations phthisiques, tuberculeuses ou caséeuses, assez prononcées et étendues
au sommet du poumon droit, moins étendues au sommet du poumon gauche. A droite il y avait de la matité
à la percussion, en avant, sous la clavicule, en arrière
dans les fosses sus et sous-épineuses, avec de la crépitation sèche, des râles humides, disséminés, de la respiration bronchique, et de la résonnance vocale sur
une étendue assez grande en avant et en arrière. A
gauche il n'y avait qu'une légère diminution de sonorité,
avec de la respiration soufflante, une résonnance vocale
augmentée.

Cette jeune fille me donna beaucoup d'inquiétude,
car il y avait chez elle des conditions très-défavorables :
les antécédents de famille, la jeunesse, l'anémie et la
débilité générale, la dyspepsie, l'apparition de la maladie à la campagne, au milieu de l'aisance, de tout le

confort de la famille, la présence du mal dans les deux poumons. Tout cela présentait un ensemble peu rassurant; mais il y avait une condition très-favorable. Ma jeune malade était docile, aimable, intelligente, confiante, et ses parents pouvaient faire pour elle tout ce qu'on leur demandait. Quoique prête à mourir, elle désirait vivre pour sa famille. Elle me donna sa confiance, et tranquillement, mais avec persévérance, elle suivit toutes les règles de conduite que je lui imposai, se conformant non-seulement à la lettre, mais à l'esprit des instructions données. Pendant trois hivers qu'elle passa à Menton sous mes soins, je ne me rappelle pas qu'elle ait une seule fois omis de faire ce que je voulais qu'elle fît, ou fait ce que je ne désirais pas qu'elle fît. Il y a peu de malades dont on peut en dire autant.

Pendant trois années consacrées au traitement, les hivers à Menton dans les conditions les plus favorables, l'été chez elle à la campagne en Angleterre, le cours des événements ne fut pas toujours calme. Le premier hiver, malgré tous mes efforts, le résultat parut incertain. Les symptômes de dyspepsie furent sérieux, difficiles à traiter, la nutrition resta imparfaite. Tout ce que nous pûmes obtenir, c'est que la maladie restât stationnaire, ne marchât pas. Le second hiver elle arriva à Menton avec une bronchite gagnée en Angleterre. A droite il y avait amélioration, mais à gauche, le côté le moins malade à l'origine, il y avait eu progrès de la maladie; l'infiltration était plus étendue et il y avait quelques points de ramollissement. Le poumon gauche était plus malade que le poumon droit. A la fin du second hiver, toutefois, nous étions entrés dans une phase plus prospère, plus satisfaisante. La langue était propre, l'appétit et la digestion meilleurs, la nutrition visiblement améliorée. Simultanément la maladie locale commença à s'amoindrir au sommet des deux poumons. La toux et l'expectoration matinales avaient presque disparu, la matité était moindre, toute crépitation sèche avait disparu, et les râles humides étaient moins prononcés.

A la fin du troisième hiver la santé générale était devenue bonne, le teint était clair, les forces revenaient, et les symptômes locaux de la maladie avaient en grande partie disparu. L'hiver suivant, des circonstances de famille empêchèrent le retour au Midi, et il fut passé en Angleterre dans la maison paternelle, à la campagne. Tout alla bien, aucun accident ne survint, aussi à partir de là elle cessa de se regarder comme malade, et rentra dans la vie commune, vivant toutefois avec de grandes précautions. En 1868-69, mademoiselle B... passa encore deux hivers à Menton, cette fois-ci non pour sa propre santé, mais pour celle d'un membre de sa famille. A l'examen je trouvai les deux poumons en bon état. C'est à peine s'il y avait quelques traces de la maladie passée. Cet examen fut renouvelé en 1871, dix ans après que je la vis pour la première fois, avec le même résultat. Cette observation est instructive et consolante. Les conditions étaient essentiellement défavorables, et il fallut trois ans de soins continus pour vaincre la maladie. La guérison, cependant, a été tellement franche, la diathèse a été si complétement domptée, effacée, que mademoiselle B... a pu, depuis ce temps, impunément affronter les soins, les travaux, les épreuves de la vie, et cela dans le climat de son pays natal.

*Observation* V. — Madame C..., dame russe, mariée, âgée de vingt-quatre ans, me fut adressée par le professeur Bennett, d'Édimbourg, lui-même alors à Menton pour sa santé, pour que je la traitasse d'une maladie utérine qu'il avait reconnue accidentellement. Son médecin à Saint-Pétersbourg avait découvert, l'été précédent, l'existence d'une infiltration phthisique au sommet du poumon droit, coïncidant avec une toux opiniâtre et une grande débilité générale. Il l'avait donc envoyée passer l'hiver à Menton comme phthisique, ne lui reconnaissant pas d'autre maladie. Elle arriva au mois de septembre, et, pensant que le climat était tout ce qu'il lui fallait, ne consulta personne, et se borna à suivre les règles qu'on lui avait données avant son départ. C'est ce que beaucoup de malades qui viennent à Menton font, bien à tort. Le professeur Bennett était connu de son médecin à Saint-Pétersbourg, et quand celui-ci le sut accidentellement à Menton, il la pria de le consulter. Il trouva le cas tel qu'il lui fut représenté, une infiltration phthisique au sommet du poumon droit avec quelques points de ramollissement disséminés, et des symptômes constitutionnels assez prononcés. Il fut frappé de la présence de nausées continuelles et du manque complet d'appétit. Elle ne pouvait prendre l'huile de foie de morue, dont l'odeur seule lui faisait lever le cœur. En analysant ses antécédents il apprit qu'elle avait été malade depuis la naissance d'une petite fille, sa seule enfant, trois ans auparavant, qu'elle avait de la leucorrhée, de la dysménorrhée, des douleurs lombaires et ovariennes, et qu'elle ne pouvait marcher ou se tenir debout sans souffrir. Il m'envoya chercher, et je trouvai, comme il ne pouvait pas en être autrement avec ces symptômes, des lésions inflammatoires et ulcératives étendues au col de la matrice, évidemment occasionnées par l'accouchement trois ans auparavant. Le travail, en effet, avait été difficile et prolongé. Sous l'influence d'un traitement chirurgical approprié, les lésions utérines commencèrent bientôt à s'améliorer, et simultanément la nausée cessa, l'appétit revint, et nous pûmes nous occuper avec quelques chances de succès de la maladie pulmonaire.

Au printemps l'affection utérine était radicalement guérie, la santé générale s'améliorait rapidement, et la marche de la maladie thoracique semblait arrêtée. Madame C... passa la première partie de l'été à Swalbach, où elle prit l'eau ferrugineuse avec précaution. Puis elle alla sur les bords de la mer Baltique, échappant ainsi aux grandes chaleurs, et revint à Menton en automne.

Cette fois-ci elle se plaça entre mes mains dès le commencement. Je trouvai la maladie utérine guérie, et les symptômes abdominaux et autres, qu'elle avait éprouvés, à peu près évanouis. La santé générale avait continué à s'améliorer, et la période de rétrogradation avait commencé dans les poumons. L'hiver fut prospère, et quand elle me quitta au printemps pour retourner à Saint-Pétersbourg la toux et l'expectoration avaient presque cessé. Il n'y avait plus qu'une légère diminution de sonorité à la percussion, pas de crépitations, quelques bulles de râle muqueux aux inspirations forcées. Elle avait l'intention de revenir à Menton, un troisième hiver, mais des circonstances de famille rendirent son départ impossible. La maladie, toutefois, était déjà vaincue. Peu à peu la santé se rétablit entièrement, et elle n'a eu aucun retour de l'affection pulmonaire, malgré la rigueur de l'hiver au nord de la Russie, qu'elle habite. En 1870, elle arriva à Nice avec un parent malade, et vint me faire une visite à Menton pour me montrer comme elle se portait bien. Elle avait très-bonne mine, et me dit n'avoir ni toux ni souffrance quelconque.

*Remarques.* — Ce cas est un bon exemple de l'arrêt et de la guérison de la phthisie, chez une jeune femme, caractérisée par un trouble extrême de la santé générale, du système digestif et nerveux. Mais aussi c'est un exemple du fait clinique important que ce trouble peut être le résultat, en grande partie, non de la maladie pulmonaire, mais de complications utérines. Chez madame C..., ces complications furent probablement le point de départ, la cause indirecte de la phthisie pulmonaire. Tant qu'elles existèrent, l'amélioration ou la guérison était impossible, et elle n'aurait probablement jamais été obtenue si l'affection utérine n'avait été accidentellement découverte et guérie en premier lieu. L'amélioration rapide qui se fit dans la maladie pulmonaire, une fois que l'affection utérine fut guérie, est très-remarquable. Il m'arrive assez souvent à Menton, comme je l'ai dit, de voir des cas de ce genre, des malades envoyées pour une phthisie pulmonaire, et souffrant d'une maladie utérine méconnue, suite de couches ou d'autre cause. Quelquefois mes confrères anglais me félicitent d'avoir ainsi agrandi le champ du traitement, et augmenté les chances de guérison de leurs malades ; mais il n'en est pas toujours ainsi. Parfois ils sont tant soit peu incrédules, par suite de leur ignorance de la pathologie utérine, et au lieu de recevoir les remercîments que je mérite, il faut accepter des reproches, ce qui est un peu dur,

*Observation* VI. — Le capitaine M..., âgé de trente-deux ans, me consulta, à Menton, en novembre 1862. Ses médecins en Angleterre le trouvèrent atteint de phthisie pulmonaire l'hiver avant, après une attaque d'hémoptysie, et lui conseillèrent de passer l'hiver au midi de l'Europe. Il avait servi en Crimée, dans l'Inde, et plus tard au Canada, où se manifestèrent l'hémorrhagie et les symptômes thoraciques. Il y avait des antécédents de phthisie dans la famille. Je trouvai une infiltration phthisique prononcée au sommet du poumon droit. Il y avait de la matité au-dessous de la clavicule jusqu'au niveau de la troisième côte, et dans les fosses sus et sous-épineuses en arrière. Dans toute cette région on entendait de la crépitation et des râles humides, avec une respiration bronchique, soufflante. La toux était fatigante, l'expectoration abondante, muco-purulente, le pouls rapide, petit, la langue blanche. l'appétit mauvais, les forces très-diminuées, des sueurs nocturnes. Il fut de suite soumis au traitement tonique : acides minéraux, huile de foie de morue, hydrothérapie domestique, bonne nourriture, vin de Bordeaux avec modération, ventilation, vie au grand air. Ce malade fut intelligent et docile. Il fit tout ce que je lui demandai, quoique, quelquefois, avec des murmures à moitié exprimés.

Comme cela arrive si souvent le premier hiver, nous fîmes peu ou point de progrès, mais la marche de la maladie fut entravée, arrêtée. L'été fut passé en Angleterre. Le second hiver il y eut de l'amélioration, mais les symptômes de la maladie pulmonaire

restèrent à peu près les mêmes, sauf un changement
évident pour le mieux dans la santé générale. Je lui
persuadai de se retirer entièrement de l'armée, afin de
concentrer toute son attention sur la bataille qu'il li-
vrait à la maladie. Il nous fallut trois ans de soins continus et assidus, l'été en Angleterre, l'hiver à Menton,
pour arriver à un état de repos des organes pulmonaires. Puis, le progrès vers la guérison devint rapide.
Au bout de la quatrième année, la toux et l'expectoration avaient cessé entièrement, et il n'y avait plus
dans le poumon que les traces du mal passé. Libre de
sa vie, de ses mouvements, depuis ce temps il a passé
ses hivers dans différentes régions du littoral de la Méditerranée, ses étés en Angleterre. Au printemps dernier
il vint me consulter pour autre chose, et j'examinai
la poitrine. Il n'y avait plus de matité dans les régions
autrefois malades, ou de râles quelconques ; seulement une respiration vésiculaire faible, et un peu de
souffle bronchique. La santé générale était bonne, le
teint rosé. Il avait gagné de l'embonpoint et avait
toute l'apparence de la santé. Ses forces étaient reve-
nues, et il pouvait marcher et monter à cheval comme
tout le monde. Il voulait chasser à cheval, et, si je l'en
dissuadai, ce fut seulement parce que je savais qu'il
avait été un cavalier hardi et téméraire, et que je crai-
gnais qu'une fois à cheval son ancienne fougue ne lui
revînt. Ce cas est certainement un des plus satisfaisants de guérison complète, que j'aie vus. Mais encore
elle ne fut due qu'à un traitement continué avec une
volonté ferme et constante, pendant une longue suite
d'années. J'ai été très-heureux de pouvoir lui dire que,
pourvu que sa vie fût hygiénique et le climat qu'il

habitât bon, il pouvait se regarder comme guéri, et vivre, en raison, comme il l'entendait.

EXEMPLES DE PHTHISIE PULMONAIRE ARRÊTÉE.

*Observation* VII. — M. D..., âgé de 22 ans, arriva à Menton en octobre 1863, envoyé par le docteur Bowditch, de Boston, États-Unis d'Amérique. Il venait de servir deux ans dans les armées du Nord. Pendant la guerre civile il avait éprouvé des misères, des privations de toute espèce ; intempéries atmosphériques, mauvaise nourriture, fatigues excessives. Dernièrement sa santé s'était très-délabrée, et il avait présenté des symptômes thoraciques qui le forcèrent, à son grand regret, à se retirer de l'armée. Consultant le docteur Bowditch, celui-ci reconnut l'existence de formations phthisiques au sommet du poumon droit et l'envoya passer l'hiver à Menton.

A l'examen je trouvai de la matité en avant, au-dessous de la clavicule droite, dans une étendue d'à peu près huit centimètres, et en arrière dans les fosses sus et sous-épineuses, avec de la crépitation sèche et des râles humides ; respiration bronchique et soufflante. Le sommet du poumon gauche était suspect, l'expiration était prolongée, la respiration bronchique. L'état général était très-défavorable. Il était anémique à un degré extrême, avec une coloration presque blanche ; langue mauvaise, inappétence, sueurs nocturnes, toux très-fatigante, expectoration muco-purulente, abondante. Autrement, c'était un grand beau jeune homme, taillé en Hercule, intelligent et docile. Puis, condition importante, il avait sa mère et deux sœurs avec lui,

pour lui tenir compagnie et l'encourager. Chez les
jeunes gens malades la société et l'entourage de parents
aimés rendent plus facile le traitement domestique de
la phthisie. Seuls, abandonnés à eux-mêmes, il leur
est très-difficile d'accepter la discipline, les sacrifices
que leur état exige impérieusement. La vie de café, la
société des jeunes gens de leur âge, leur font souvent
oublier leur maladie et les soins qu'elle exige. Aussi
dans un grand nombre de cas ces jeunes gens ne sont
traités qu'à moitié.

Sous l'influence combinée d'une vie tranquille et domestique, réglée par l'hygiène, du climat doux de Menton et d'un traitement médicinal approprié, M.D... reprit
peu à peu. D'abord, pendant les deux premiers mois, la
maladie sembla plutôt avancer que reculer, et plusieurs points caséeux se ramollirent. L'influence morbide originelle n'était pas encore épuisée ou arrêtée.
Puis la santé générale et la nutrition s'améliorèrent;
la langue se nettoya, l'appétit revint, le sang devint
plus rouge et le teint moins blafard; simultanément, tout progrès de la maladie pulmonaire cessa,
et vers le printemps il y eut une amélioration visible. La toux et l'expectoration diminuèrent, et le
champ de la matité pulmonaire commença à s'amoindrir. L'été fut passé dans les montagnes de la Suisse
avec un grand avantage, et en octobre 1864 M.D... revint à Menton dans des conditions constitutionnelles
et locales beaucoup plus favorables.

Cet hiver l'amélioration marcha d'une manière
continue, sans interruption aucune. Quand il quitta
au mois de mai, la toux avait presque cessé, l'expectoration était réduite à trois ou quatre crachats au réveil

le matin. Il n'y avait plus qu'une diminution de sonorité au lieu de la matité presque absolue qui existait
en premier lieu, plus de crépitation, seulement quelque bulles de râle muqueux disséminées lors d'une
inspiration forcée. Son teint et son aspect extérieur
étaient ceux de la santé, et je le considérai en pleine
convalescence, en voie de complète guérison. Comme
il allait rentrer en Amérique, nous parlâmes de l'a-
venir.

Quoique le renvoyant à son médecin et ami le docteur Bowditch, je lui dis que, selon moi, il ferait bien
de ne pas rentrer dans la maison d'affaires de son père,
négociant connu, mais d'acheter une propriété fon-
cière et de devenir propriétaire campagnard, passant la
journée au dehors, à cheval ou à pied. Suivre ce
conseil, toutefois, exigeait de grands sacrifices, car il
était fils aîné et c'était abandonner une position finan-
cière brillante. Il me quitta, s'embarqua à Liverpool
au mois de juin, et je le perdis de vue.

Deux ans plus tard, au mois d'octobre 1866, il reparut
dans mon cabinet de consultation à Menton. A mon
grand regret, je le trouvai aussi malade que lorsque je
le vis pour la première fois, quatre ans auparavant. Il
me raconta qu'il n'avait pu se décider à se conformer
à mon avis et à celui du docteur Bowditch, qui l'appuya
à son retour. Le sacrifice qu'il aurait fallu faire de tout
son avenir était trop grand pour qu'il pût s'y décider. Se fiant à son retour apparent à la santé, et à
l'assurance que nous lui avions donnée que la maladie
du poumon était à peu près éteinte, il rentra dans les
affaires. Deux années d'occupations sédentaires, deux
hivers froids et brumeux, deux étés chauds, comme on

les a aux États-Unis, reproduisirent la maladie pulmonaire avec tout son cortége de symptômes. Il avait le
même teint blafard, anémique, la même débilité, le
même défaut de puissance vitale, les mêmes symptômes
locaux. Cette fois-ci aussi, la maladie n'était pas limitée
au poumon droit, le sommet du poumon gauche était
aussi pris, et il y avait de la matité et des râles crépitants et muqueux, en avant et en arrière, dans les deux
poumons.

Cette fois je fus encore plus inquiet que la première.
Il me semblait très-douteux que l'organisme pût une
seconde fois veni rà notre secours, arrêter, maîtriser la
maladie pulmonaire. Très-souvent ces rechutes sont
fatales ; l'économie semble ne pouvoir plus faire les
efforts nécessaires pour guérir le mal. Nous reprîmes
toutefois l'ancien traitement, rien ne fut négligé, et au
bout de quelques mois d'incertitude nous rentrâmes
dans une phase d'amélioration et de progrès. Comme la
première fois, ce progrès fut d'abord constitutionnel,
puis local. L'été suivant fut passé en Angleterre, un second hiver à Menton, et en juin 1870 M. D... me quitta
pour rentrer dans son pays, presque aussi bien portant
que quatre ans auparavant, mais pas tout à fait. Il y
avait encore de la matité et des râles au sommet des
deux poumons.

La guerre continentale en 1870-71 l'empêcha de
retourner en Europe l'hiver suivant, qu'il passa à
Nassau, dans les îles Bahama. Mais en 1871 il nous
revint. Il toussait et crachait toujours un peu le matin,
et il y avait quelques points disséminés aux deux sommets où l'on entendait des râles muqueux. Autrement
la santé générale était bonne, et il avait l'apparence de la

santé. L'hiver fut propice, et il retourna aux États-Unis au printemps. Là il gagna pendant l'été une fièvre intermittente, en chassant dans des marais, qui fut coupée avec de la quinine. Affaibli par la fièvre, il revint à Menton en octobre 1872, pour la dernière fois, me dit-il: Je trouvai l'état de la poitrine le même que six mois plus tôt. L'hiver se passa sans accidents, et au printemps la santé semblait tout à fait rétablie, tandis que dans les poumons il n'y avait plus que quelques traces du passé, ni râles muqueux, ni crépitation ; sonorité à peu près normale.

M. D... allait partir au mois d'avril pour Florence, quand il se coupa un cor au vif et eut l'imprudence de marcher plusieurs jours de suite, malgré de vives douleurs et du gonflement au pied. Quand il me fit venir, je trouvai une inflammation de la saphène avec gonflement œdémateux de la jambe et de la cuisse jusqu'à la hanche. Je lui expliquai que son état était absolument grave, et le gardai avec beaucoup de peine au lit huit jours et puis dans sa chambre quinze. Au bout de ce temps il n'y avait plus aucune douleur, le pied était en bon état et le gonflement avait à peu près complétement disparu. Je ne pus le retenir plus longtemps ; tous ses amis étant partis, il voulait, à toute force, les suivre. Il partit donc à petites journées. Le lendemain de son arrivée à Florence, en se levant entre huit et neuf heures, il eut une sensation de défaillance temporaire qui l'inquiéta, et il envoya chercher le docteur Wilson. Comme toute sensation pénible était passée, celui-ci crut à un peu de fatigue et lui conseilla le repos sur le canapé pendant la journée. Vers une heure, sans prodrôme, il se trouva mal et mourut avant que le docteur Wilson

pût arriver. Il n'y eut pas d'autopsie, mais M. Wilson,
médecin expérimenté, n'hésita pas à attribuer la mort
à un embolisme du cœur, suite de la phlébite. J'adopte
pleinement cette idée, qui s'accorde avec les accidents
récents et les explique. Quelque caillot fibrineux s'était
sans doute détaché des veines enflammées, et, arrivé au
cœur, donna lieu à une syncope fatale.

*Remarques.* — Quand la dernière édition anglaise
de ce travail fut publiée, mon pauvre malade, qui était
en même temps mon ami et dont la mort me causa un
vif chagrin, était vivant et bien portant. Aussi comme
son observation est curieuse sous divers points de vue,
je l'avais prise comme exemple d'arrêt de la phthisie
obtenu par un traitement rationnel. Malgré sa mort, je
la conserve dans cette catégorie. La mort fut tout à fait
accidentelle. L'embolisme est un des dangers de la phlébite, démontré par les travaux des pathologistes modernes. Quoique rare, nous en avons d'assez nombreux
exemples. Celui-ci en est un à leur ajouter. Dix ans
s'étaient passés depuis le commencement du traitement,
et mon dernier examen, fait quelques jours seulement
avant le développement de la phlébite, me fit voir que
la phthisie pulmonaire était, sinon tout à fait guérie,
au moins tout à fait domptée, maîtrisée. L'histoire de
ces dix ans peut servir d'illustration à une foule de points
sur lesquels j'ai appuyé dans le cours de ce travail.

*Observation* VIII. — En janvier 1861 je fus consulté
à Menton par le révérend M. F..., prêtre protestant
irlandais, âgé de 55 ans. Il était malade, me dit-il,
depuis un an, avec une toux opiniâtre et fatigante,
accompagnée d'une expectoration abondante. Ses médecins lui avaient dit qu'il était phthisique avancé, et le

docteur Stokes, de Dublin, l'avait envoyé à Menton pour y passer l'hiver. D'un tempérament énergique et sous l'influence d'un sentiment très-développé du devoir, il s'était consacré avec ardeur, pendant de longues années, au soin de sa paroisse. Oubliant qu'il avançait dans la vie, il avait continué à travailler parmi ses paroissiens avec la même activité, avec le même enthousiasme, avec le même oubli de lui-même, à cinquante ans, qu'il l'avait fait à vingt ou à trente ; et cela hiver comme été, par tous les temps. Il épuisa ainsi son énergie par des travaux au-dessus de sa force, s'affaiblit et contracta une bronchite dont il ne put se débarrasser. A cette bronchite succédèrent, évidemment, des dépôts ou exsudats caséeux au sommet du poumon droit.

Quand je le vis, il y avait matité complète au-dessous de la clavicule droite, dans une étendue de dix centimètres, ainsi que postérieurement jusqu'à l'angle inférieur de l'omoplate. Au-dessous de la clavicule il y avait un souffle caverneux très-prononcé, et autour dès râles crépitants et humides, avec des souffles bronchiques. Évidemment, le tiers supérieur du poumon droit était infiltré de matière tuberculeuse ou caséeuse, et en avant il y avait une grande cavité. Dans le poumon gauche, au sommet, la respiration était rude et la voix résonnante. Il y avait beaucoup de bronchite chronique dans le poumon droit, peu dans le poumon gauche, ce qui démontrait qu'elle était surtout le résultat du ramollissement des produits phthisiques.

Ce malade n'avait nullement l'humeur triste et maussade qui caractérise beaucoup de gens avançant en âge atteints de maladie chronique. Il était calme, impassible, enjoué ; il acceptait sa maladie, les symptômes et souffrances qui en découlaient, et apportait au traitement une intelligence claire et précise qui m'aida beaucoup. Le résultat de nos efforts fut une amélioration lente, mais sûre. Le premier hiver il eut plusieurs hémorrhagies graves, mais la maladie resta stationnaire. Le second, sa santé fut meilleure, il n'eut pas d'hémorrhagie, et la maladie du poumon commença à se limiter, à rétrograder même. Le troisième, la phase rétrograde devint de plus en plus marquée, et à la fin nous étions en pleine convalescence. Toute inflammation secondaire avait cessé autour des produits morbides du poumon. Une partie de ces produits s'était ramollie et avait été évacuée, une partie s'était consolidée et était devenue sans doute crétacée, tandis que la cavité avait beaucoup diminué de volume. Elle existait, toutefois, donnant lieu au souffle caverneux et à des râles humides. Les étés furent constamment passés au logis en Irlande. Ce pays a un climat insulaire tempéré. Les hivers n'y sont pas froids, les étés n'y sont pas chauds, c'est à peu près le même climat que celui du nord de l'Écosse.

Au bout de ces trois années de traitement, la santé générale de M. E... semblait tout à fait rétablie pour un observateur superficiel. Il avait le teint rosé et l'apparence extérieure d'un homme bien portant, quoique en réalité il fût toujours un malade. Depuis ce temps il a passé ses hivers dans le midi de l'Europe, à Menton, à Palerme, à Ajaccio et ailleurs. Un seul hiver il voulut essayer de rester à la maison, mais il eut une pneumonie aiguë à la base du poumon gauche, le poumon sain, qui mit sa vie en danger. Il surmonta toutefois ce danger, et quand je le vis l'automne suivant, il n'y avait aucune

trace de la pneumonie, fait qui démontre la grande différence qu'il y a entre une pneumonie vraie ou franche,
et la phthisie pulmonaire. Douze ans se sont passés depuis que je vis M. E... pour la première fois. Il a maintenant soixante-sept ans, et se porte assez bien pour jouir
de la vie, tout en se soignant et en se ménageant. Il
continue à passer ses étés en Irlande.

*Observation* IX. — En décembre 1862, je fus prié
de voir une jeune demoiselle française, mademoiselle
F..., âgée de vingt-un ans, qui, me dit-on, se mourait
de phthisie entre les mains d'un médecin homœopathe.
Quoique peu désireux de voir, dans de telles circonstances, une malade que l'on me représentait comme
presque à l'agonie, je consentis à la visiter et je la trouvai
en effet, selon toute apparence, arrivée au dernier terme
de la phthisie pulmonaire. Elle avait dit adieu à ses
parents et à ses amis, avait reçu leurs adieux, était à
peu près abandonnée par son médecin, et se préparait
à une mort qu'elle pensait imminente. Tout le lobe
supérieur du poumon gauche était infiltré de produits
phthisiques, plus ou moins ramollis. Il y avait une
grande cavité en avant, sous la clavicule, une toux et
une expectoration constantes, des sueurs nocturnes, de
la diarrhée, un état de marasme, une inappétence complète; le pouls était petit, faible, et à plus de cent
pulsations. En un mot, nous avions tous les symptômes
de la dernière période de la maladie. Je crus moi-
même qu'il n'y avait pas une lueur d'espoir, et j'hésitai
à l'enlever des mains de gens qu'elle connaissait et
aimait, pour la voir mourir dans les miennes. Cependant, la réflexion me disait que comme le traitement ho-
mœopathique qu'elle subissait ne signifiait absolument

rien, elle n'avait pas eu, en réalité, de traitement médical. D'un autre côté, la direction hygiénique qu'on lui faisait suivre était tout bonnement atroce. Comme cela arrive si souvent dans ces cas, elle était couchée dans une petite chambre chauffée, non aérée, avec les portes et fenêtres closes, de sorte que l'atmosphère était tout à fait pestilentielle. C'est à peine si on essuyait les sueurs abondantes qui couvraient le corps, crainte d'un refroidissement.

J'acceptai donc la responsabilité, et passant par dessus toute opposition de la part des parents, en m'appuyant sur le raisonnement que, puisqu'elle allait mourir, de l'avis de tout le monde, peu importait quels changements on faisait dans le traitement, je changeai tout le système suivi jusqu'alors. A l'intérieur, je lui donnai des astringents et des acides minéraux pour arrêter la diarrhée et les sueurs, et puis je lui fis prendre, à des heures précises et réglées, du lait, des œufs, du poulet, du poisson, du vin, au lieu des bouillons et des tisanes qu'elle prenait à chaque moment. Ouvrant la fenêtre avec prudence, je fis pénétrer de l'air atmosphérique dans la chambre jour et nuit. En même temps, je la fis mettre dans un bain de siége à 20° c., et je fis absterger tout le corps d'abord une fois et puis deux fois dans les vingt-quatre heures. Tout cela se faisait au milieu de l'hiver de Menton, à la grande émotion et frayeur de toute la famille, de tous les amis. Néanmoins, au bout de huit jours, à leur grande surprise, et je dois l'avouer, à la mienne aussi, un complet changement eut lieu dans l'état de la malade. La diarrhée et les sueurs s'arrêtèrent, la langue se nettoya, et les aliments furent gardés et digérés.

Peu à peu la fièvre hectique diminua, l'estomac put supporter l'huile de foie de morue, avec les amers végétaux, unis aux acides minéraux ; le sommeil revint, et la malade commença à s'éloigner de la mort. Le traitement ordinaire fut suivi de point en point, et à la fin du mois de mai la santé générale s'était en partie rétablie, et la maladie pulmonaire était arrêtée. Elle était assez grasse, pouvait marcher un kilomètre journellement, mangeait et dormait bien, et ne toussait et n'expectorait que le matin en s'éveillant. Le poumon malade était dans un état bien plus satisfaisant, les symptômes locaux s'étant peu à peu apaisés et la maladie s'étant limitée au voisinage de la cavité. Elle vint encore deux hivers à Menton, passant les étés dans le nord de la France.

Après trois années de ces soins, de ce traitement, elle devint, en apparence, bien portante, bien en chair, bon teint. Toutefois, à l'examen, on trouvait toujours la cavité sous-claviculaire, au sommet du poumon gauche, contenant du muco-pus, avec des râles humides tout autour, et une diminution marquée de la sonorité à la percussion. Depuis ce temps, j'ai vu ma jeune malade et amie presque tous les ans, en passant à Paris. Elle a été obligée d'entrer dans l'arène de la vie active, a eu bien des chagrins, des inquiétudes, des épreuves ; elle a été forcée de se sacrifier à des affections de famille, d'être garde-malade, de sortir par tous les temps et de supporter toute espèce de fatigue. Plusieurs fois des phénomènes d'irritation se sont manifestés autour de la cavité, et ont menacé de renouveler la maladie. Plusieurs fois elle a eu des hémorrhagies, qui ont toujours paru avoir leur source dans les parois de la cavité ou dans la partie du poumon avoisinant. Pourtant, elle résiste, la maladie reste tout à fait locale, et après treize ans on peut certainement regarder le cas comme un exemple de phthisie arrêtée. Si elle avait pu se soigner aussi bien et aussi longtemps que les six premiers cas le purent, le retour à la santé aurait probablement été aussi complet qu'avec eux.

Un fait assez important dans l'histoire de cette dame, c'est qu'une année avant qu'elle tombât malade, un frère d'un an son aîné, le seul autre enfant de ses parents, mourut, en peu de mois, de la même maladie, la phthisie pulmonaire. Il fut traité par le système antiphlogistique, par des applications réitérées de sangsues et par la diète. La sœur serait certainement morte en peu de jours si je ne fusse venu à son secours à l'aide d'une thérapeutique rationnelle et fortifiante, et d'une hygiène en rapport avec les lois de la physiologie.

*Observation* X. — En décembre 1860, je fus consulté sur l'état de mademoiselle G..., âgée de vingt-deux ans, née et ayant toujours demeuré à Londres. Son père, sa mère et ses frères et sœurs se portaient bien, et il n'y avait pas d'antécédents de phthisie dans la famille. D'un caractère énergique et d'une intelligence exceptionnelle, elle s'était vouée avec ardeur à des travaux d'esprit et à des œuvres de charité pendant plusieurs années consécutives, s'épuisant aux tâches qu'elle s'imposait. Puis vint un état de langueur, suivi de symptômes thoraciques l'été précédent. Un médecin, très-expérimenté, consulté en octobre, annonça à sa mère que probablement elle ne passerait pas l'hiver, et lui conseilla de la mener au Midi, comme une dernière ressource.

A l'examen, je trouvai une infiltration phthisique très-étendue au sommet du poumon droit. La matité descendait antérieurement à sept centimètres au-dessous de la clavicule, et dans la fosse sous-épineuse en arrière. Il y avait des points de ramollissement disséminés, une toux fatigante, une expectoration muco-purulente abondante, la langue blanche, appétit absent, lassitude extrême. Malgré cet état, l'embonpoint était conservé, et la malade n'avait pas la physionomie d'une phthisique avancée. Le poumon gauche paraissait sain.

Cette fois-ci encore, la mère et la fille étaient, toutes les deux, des personnes sensées, intelligentes, et, une fois les bases du traitement posées et expliquées, firent tout ce qu'elles purent pour m'aider. D'abord la maladie continua à marcher, et une petite cavité se forma sous la clavicule droite ; mais à la fin de l'hiver tout devint stationnaire, et la santé générale commença à s'améliorer. Aussi, au lieu de mourir, comme on le lui avait prédit, elle retourna en Angleterre au printemps, se portant beaucoup mieux. Le second hiver, il y eut une marche rétrograde décidée, et la santé générale devint beaucoup meilleure. A la fin du troisième hiver, nous étions en pleine convalescence. L'absorption, la crétification, la cicatrisation avaient eu lieu dans toute l'étendue de la région malade, et il n'y avait plus que des traces du mal passé : de la consolidation pulmonaire, une très-petite cavité remplie, très-probablement, de mucus, avec des adhérences aux parois thoraciques, indiquées par quelques bruits de frottement.

Trois hivers passés à Menton semblaient avoir dompté la maladie pulmonaire et rétabli la santé, aussi mademoiselle G... essaya de passer le quatrième en Angleterre, mais avec peu de succès. Elle eut une bronchite continuelle, sans toutefois que les phénomènes phthisiques fussent ravivés. L'hiver suivant elle revint au Midi qu'elle a toujours habité depuis une partie de l'année.

En 1866, cette jeune dame eut une fièvre typhoïde grave, qui mit ses jours en danger et la laissa très-affaiblie. A la suite de cette maladie, il se forma une infiltration phthisique au sommet du poumon gauche, sain jusqu'alors. Le dépôt, ou exsudat, passa par les mêmes phases de ramollissement, d'élimination et de cicatrisation partielle que celui du poumon droit. Il resta une petite cavité sous-claviculaire remplie de mucus à gauche comme à droite, car cette dernière ne s'est jamais cicatrisée complétement. La guérison, vers laquelle nous semblions marcher sûrement, fut entravée dans ce cas par la maladie intercurrente et ses suites, et nous sommes restés depuis ce moment dans un état de demi-convalescence. Il y a au sommet de chaque poumon de petites cavités, avec quelques râles humides dans les régions voisines, et, en outre, un râle sous-crépitant, emphysémateux dans une étendue assez considérable des deux poumons. Il n'y a pas de diminution de sonorité à la percussion, même dans les régions malades, ce qui est probablement dû à l'emphysème consécutif. Les forces ont plutôt diminué qu'augmenté, mais, grâce à une rare énergie d'esprit, mademoiselle G... prend une part assez active, peut-être trop active, dans la vie. — Treize ans se sont écoulés depuis le commencement du traitement, et quoique nous ne soyons pas arrivé à la guérison, nous sommes certainement en droit de regarder la maladie comme arrêtée par le traitement suivi.

*Observation* XI.— En novembre 1861, je fus consulté pour M. H..., âgé de vingt et un ans, Anglais, qui avait été déclaré phthisique par le médecin de famille l'été précédent, et envoyé à Menton à la suite de plusieurs consultations à Londres. Je trouvai des infiltrations phthisiques étendues au sommet du poumon droit, et une large cavité au-dessous de la clavicule droite, avec les symptômes ordinaires locaux et constitutionnels, toux, expectoration, débilité, maigreur. Les antécédents de la famille étaient bons. Sous l'influence du traitement sthénique décrit, la maladie pulmonaire cessa de marcher dès le premier hiver, mais il n'y eut guère d'amélioration évidente dans les symptômes et dans l'état du malade avant la fin du second hiver, qui fut aussi passé à Menton. L'été fut passé en Angleterre, à la campagne, dans un climat frais et tempéré. Pendant tout ce temps, M. H... présenta un symptôme exceptionnel, mais que je vois se reproduire de temps en temps chez quelques malades : tous les matins, en se réveillant, la bouche se remplissait de sang, aux premiers efforts de toux. Le sang venait évidemment de la région malade. D'abord nous en fûmes très-inquiets, mais peu à peu nous nous habituâmes à cette légère hémorrhagie journalière. Je crois même qu'en diminuant la congestion dans les parties malades elle a pu nous être utile. Cette hémorrhagie journalière dura deux ans, toujours dans des proportions minimes, si ce n'est dans deux ou trois occasions dans lesquelles elle fut plus grave, mais céda au traitement. Ce que je remarquai chez ce malade je le vois chez d'autres : qu'une hémoptysie légère, modérée, dans la phthisie pulmonaire fait souvent plus de bien que de mal. A la suite il y a souvent une amélioration notable dans l'état du malade, due sans doute au dégorgement des tissus du poumon, siége de la maladie.

A la fin de la troisième année, M. H... était tout à fait convalescent, les lésions pulmonaires étant réduites à une cavité sécrétant un peu de muco-pus au-dessus de la clavicule droite, et aux traces déjà décrites d'une infiltration caséeuse ou tuberculeuse, limitée, guérie, par absorption, crétification, cicatrisation. Chez ce malade l'emphysème consécutif se dessina dès les premiers temps de la période rétrograde d'une manière exceptionnelle. Il a continué à passer ses hivers au Midi, ses étés en Angleterre, mais reste faible, valétudinaire. Doué d'un caractère énergique et d'une intelligence très-cultivée, il a plusieurs fois eu des pleurésies accidentelles, à la suite d'excès de travail d'esprit et d'imprudences s'y rattachant. Ces pleurésies ont toujours été difficiles à maîtriser, laissant longtemps des fausses membranes à leur suite. Elles ont semblé, aussi, augmenter l'emphysème et l'asthme consécutif. Toutefois, treize ans se sont passés depuis l'invasion de la phthisie. Depuis bien des années cette maladie semble éteinte, et M. H... a pu jouir de la vie, comme invalide il est vrai, et a pu aussi entreprendre et mener à fin des travaux littéraires et scientifiques importants. Je dois dire qu'en dehors de travaux de ce genre, qui quelquefois l'entraînent un peu trop loin, le dévient de la route, il est la prudence même.

*Observation* XII. — Au mois d'octobre 1866 je fus consulté, à Menton, par M. L..., âgé de vingt-huit ans, savant et écrivain distingué. Il avait consacré de longues années à l'étude, travaillant la nuit, et négligeant le corps pour l'esprit. Au printemps précédent, il fut pris d'une hémoptysie grave, qui donna l'éveil sur l'état de la poitrine. On y découvrit, au sommet des deux poumons, des dépôts ou infiltrations phthisiques. Ce diagnostic, porté dans une ville de province en Angleterre, où il demeurait, fut confirmé par une consultation à Londres, et on l'envoya passer l'hiver à Menton. Je trouvai des exsudats ou infiltrations, en partie ramollis, très-étendus au sommet du poumon gauche, moins étendus, à l'état de crudité, au sommet du poumon droit. A gauche la matité descendait en avant jusqu'au niveau du cœur, et il y avait des râles secs et humides dans toute cette région ; en arrière la matité descendait jusqu'au-dessous de l'épine de l'omoplate. A droite il y avait seulement une légère matité dans la fosse sus-épineuse, avec respiration bronchique et expiration prolongée. Le système digestif était en très-mauvais état ; langue blanche, inappétence, digestion laborieuse, paresse du côté du foie. Je fus longtemps très-inquiet à propos de ce malade. La digestion resta mauvaise pendant tout l'hiver, et il eut des attaques répétées d'hémorrhagie. A la fin de l'hiver tout ce qu'on pouvait dire, c'était qu'il n'était pas plus malade qu'en arrivant.

Il revint en Angleterre et y eut pendant l'été une fièvre ardente, probablement le résultat du ramollissement de l'infiltration caséeuse au sommet du poumon droit. Il fut très-malade, et le médecin qui le revit à son passage à Londres lui dit qu'il était plus malade que l'année d'avant à la même époque. Quand je pus l'examiner de nouveau à Menton, il me sembla que cette opinion n'était qu'imparfaitement motivée. Il y avait, en effet, un ramollissement considérable du poumon droit, qui n'était pas ramolli quand il me quitta ; mais, d'autre part, du côté gauche, la maladie était devenue stationnaire. En même temps que le ramollissement secondaire s'était fait au sommet du poumon droit, il y avait eu une bronchite générale qui avait beaucoup aggravé son état, et dont il souffrait encore. Ce furent ces faits qui me firent prendre une opinion plus favorable de son état que ne l'avait fait mon confrère de Londres.

Une fois qu'un dépôt, exsudat, infiltration, tuberculeux ou caséeux, s'est fait dans le tissu pulmonaire, il doit nécessairement être ou absorbé, ou évacué par les bronches à la suite de ramollissement. Souvent lorsque la phthisie marche très-favorablement, sous l'influence du traitement, et que la limitation, l'absorption ou l'évacuation se font ou se sont faites dans un poumon, je vois des exsudats anciens ou nouveaux dans l'autre poumon se ramollir et passer par les mêmes phases ; et cela avec tout l'attirail des accidents qui les compliquent d'ordinaire, fièvre et bronchite. Cet hiver fut, pour mon malade, aussi pénible que le premier, par suite de la toux, de l'expectoration, d'hémorrhagies et de dyspepsie. A la fin de l'hiver, toutefois, nous avions gagné du terrain. Le calme semblait établi dans les poumons, la toux diminuée, la digestion était meilleure, et les forces commençaient à augmenter.

Le second été fut passé en Angleterre dans des

conditions de santé beaucoup plus favorables, et le troisième hiver fut encore passé à Menton. Cette fois-ci le malade vint de son propre vouloir. Les hémorrhagies avaient été si fréquentes l'hiver d'auparavant, que je pensai moi-même qu'elles pouvaient être attribuées à l'air sec et tonifiant de la Rivière de Gênes, et je lui dis qu'il pouvait essayer un climat plus humide, Alger ou Palerme, par exemple. Mais il s'était attaché à Menton, se croyait mieux, avait lui-même trouvé, à plusieurs reprises, que les hémorrhagies lui avaient fait du bien, et ne voulut pas entendre parler d'un autre pays. Il fut récompensé de son courage, car cet hiver tout alla bien. Il n'y eut pas d'hémorrhagie, les fonctions digestives devinrent bonnes, la nutrition meilleure, la santé générale et les forces se fortifièrent, la toux et l'expectoration diminuèrent notablement, et tous les autres symptômes locaux s'amoindrirent. Quand il me quitta au printemps, il était en pleine voie de guérison. L'hiver suivant fut passé en Angleterre, à cause de la guerre continentale, puis un quatrième hiver à Menton. Quand nous nous séparâmes, en avril 1872, il avait toutes les apparences de la santé, seulement un peu de toux et d'expectoration le matin en se levant, avec quelques points de râle humide au sommet du poumon droit. Il est resté en Angleterre l'hiver dernier, 1872-73, avec de bons résultats, désirant se préparer à une vie plus active. Je ne doute pas de la guérison franche et complète de ce malade, avec le temps.

*Remarques.* — Cette observation est un bon exemple de la phthisie pulmonaire chez un homme studieux et littéraire, ayant probablement pour point de départ une dyspepsie causée par des habitudes trop sédentaires. Son état ne commença à s'améliorer que lorsque les fonctions digestives devinrent meilleures; alors le progrès en mieux fut rapide. La maladie locale était clairement subordonnée à l'état général et constitutionnel. Elle démontre ainsi, comme je l'ai expliqué, l'extrême difficulté qu'il y a à déterminer si une hémorrhagie pulmonaire renouvelée à mainte reprise se produit sous l'influence du type de la maladie de l'individu, ou si elle est le résultat de conditions atmosphériques et météorologiques. Ce malade, comme celui du n° XI, eut des hémorrhagies répétées pendant deux hivers à Menton. Puis tous les deux y passèrent plusieurs hivers sans en avoir. S'ils avaient changé de séjour pour aller habiter un climat plus humide, moins sec et stimulant, j'aurais moi-même cru que la cessation des hémorrhagies était le résultat du changement de séjour et de climat. Tous les deux s'étaient attachés à Menton, et y revinrent presque malgré moi, car j'étais tout disposé à favoriser, à conseiller même un changement.

Ce malade, comme les onze autres dont j'ai raconté l'histoire, était intelligent, docile, persévérant. Tous ils firent leur possible pour seconder mes efforts.

C'est un fait très-remarquable qu'en analysant mes notes pour choisir les observations que je viens de donner, je n'ai pas trouvé un seul cas de guérison parmi les personnes de caractère faible, opiniâtre, imbécile. La faiblesse d'esprit, comme je l'ai déjà dit, est une condition mentale déplorable, lamentable, aussi funeste, quant à la santé, soit pour la garder, soit pour la regagner quand elle est perdue, qu'elle l'est pour la prospérité mondaine. Quand la phthisie est entrée dans la période progressive, selon mon expérience, être faible d'esprit est un arrêt de mort. Qu'il en soit ainsi sera de suite compris par quiconque lira avec attention les observations précédentes. Dans chaque cas, la maladie ne fut arrêtée dans sa marche, ou guérie, qu'après des années d'obéissance aux conseils du médecin ami. Pendant ces années, il fallut contraindre sans cesse les désirs, les instincts, les impulsions mentales, les passions. Ceux que j'ai soignés de cette fatale maladie, qui, par suite de pauvreté d'intelligence ou d'opiniâtreté, en un mot par suite de faiblesse intellectuelle, n'ont pas pu ou n'ont pas voulu en agir ainsi, et ont continué leurs errements hygiéniques et physiologiques, n'ont pas eu de chance. Ils sont morts, tôt ou tard, à peu près sans exception.

La vue d'une succession de telles personnes, souvent faisant de misérables et pénibles efforts seulement pour faillir et retomber dans l'ornière de leurs erreurs, et mourant l'une après l'autre, remplit l'âme du médecin expérimenté et philosophe, de chagrin, de pitié et presque de mépris. On comprend la colère du roi Salomon quand il s'écrie, en parlant des faibles d'esprit : « Si vous les pilez dans un mortier avec du « froment, leur folie ne les abandonnera pas. » (PROV.)

# CHAPITRE VII



Les observations que je viens de donner doivent,
naturellement, conduire ceux qui les lisent à se demander : — Premièrement, que doivent faire, quelle
position peuvent prendre dans la vie ceux qui ont le
bonheur de guérir, ou d'arrêter même la marche de
la phthisie? — Secondement, peuvent-ils se marier?
Je vais essayer de répondre de mon mieux à ces deux
questions.

Comme on l'a vu, j'ai divisé les observations en deux
séries. Dans la première se trouvent six malades qui,
selon toute apparence, ont guéri et jouissent d'une
assez bonne santé, d'une santé moyenne. Dans la
seconde série se trouvent encore six malades chez lesquels la maladie semble arrêtée dans sa marche depuis
de longues années, sans toutefois que ces personnes
aient obtenu tout à fait un calme complet, l'absence de
symptômes pulmonaires, le rétablissement de la santé
générale et des forces. Ceux qui appartiennent à la
première catégorie seraient excusables de rentrer
dans la vie active, et pourraient même y prospérer et
mourir d'une autre maladie ou de vieillesse, car ils se
sont débarrassés de la diathèse tuberculeuse ou phthisique. C'est ainsi que moi et d'autres observateurs,

nous avons souvent trouvé dans les autopsies de vieillards, chez des individus morts à un âge avancé d'autre maladie, les traces de lésions phthisiques graves, se rapportant à une autre époque de la vie. Je remarquerai, en passant, que mourir de vieillesse veut dire mourir par suite d'épuisement vital, d'une maladie ou d'une lésion qui, dans une personne plus jeune ou moins épuisée, n'aurait pas causé la mort. Dans plusieurs centaines d'autopsies faites à la Salpêtrière, pendant mon internat, il ne m'arriva que deux ou trois fois de ne pas trouver des lésions qui pussent naturellement expliquer la mort.

Les phthisiques vraiment guéris, qui retournent à la vie active, peuvent donc être comparés aux vieillards présentant des traces de phthisie dans les poumons, tout en mourant d'une autre maladie. Plus une personne est jeune, plus est complet le retour à la santé, plus est grand l'espoir qu'elle peut avoir d'échapper à la diathèse qui domine la phthisie, et de pouvoir rentrer dans la vie commune. Toutefois, sans aucun doute, il est infiniment plus prudent, plus raisonnable, pour ceux qui ont le bonheur d'échapper à la phthisie, de ne pas rentrer dans la vie active, à moins d'y être absolument obligés par des motifs sociaux et moraux inexorables. Quand c'est possible, il est infiniment plus rationnel d'accepter l'avertissement, comme je l'ai fait moi-même, d'abandonner les carrières actives, ambitieuses, et de se contenter d'une sphère d'activité plus humble, mais en même temps plus saine et plus hygiénique. Ce conseil s'adresse surtout aux jeunes gens pour lesquels, d'ailleurs, le danger immédiat est plus grand, et dont les occupations peuvent être plus facilement changées. Dans un âge plus avancé, un homme a de la peine à changer, ou même à modifier sa carrière, et alors le plus souvent la question se réduit à savoir s'il faut ou non se mettre à la retraite, à demi, ou à quart-solde. Mais cela vaut mieux, toutefois, que de s'exposer à une rechute fatale.

Peu de personnes attaquées de la phthisie peuvent se flatter d'obtenir le même résultat que le célèbre Portal, qui exerçait à Paris à la fin du siècle dernier et au commencement de celui-ci. Dans sa jeunesse, à l'âge de vingt-cinq ans, il fut déclaré phthisique, et alla passer deux hivers consécutifs à Montpellier. Cette ville était alors le séjour d'hiver de prédilection pour la phthisie. Il regagna la santé, revint s'établir à Paris, y devint très-célèbre, fit et perdit trois fortunes, et mourut sous le harnais médical à l'âge de soixante-quinze ans. Pendant la maladie de sa jeunesse, il eut une laryngite chronique considérée tuberculeuse, à la suite de laquelle la voix resta modifiée. Pendant toute sa vie, il soutint qu'il avait été phthisique et avait guéri. Comme, toutefois, à cette époque la percussion et l'auscultation étaient inconnues, le diagnostic avait été seulement une affaire d'opinion, et ses amis soutenaient qu'il n'avait eu qu'une bronchite. Sur son lit de mort (1822), il demanda à ses amis, MM. Serres, Clément et Gendrin, de faire une autopsie, afin d'éclairer la question. Elle fut faite et toutes les traces que j'ai énumérées de la phthisie guérie furent trouvées cinquante ans après la guérison. Ces détails m'ont été donnés par M. Gendrin, qui prit part à l'autopsie.

Quant à la seconde catégorie, celle des malades chez lesquels la maladie est seulement arrêtée dans sa marche, non guérie, et chez lesquels la santé générale est seulement améliorée, non renouvelée, il ne peut y avoir qu'une opinion. Ils ne sont certainement pas aptes à la vie active, à affronter ses travaux, ses devoirs, ses inquiétudes. Ils devront donc s'en éloigner, s'en abstenir, autant que possible. Ils devront faire des efforts continus et persévérants pour passer dans la première catégorie, et, s'ils ne le peuvent pas, ils devront accepter bravement l'invalidisme, avec tous ses déboires, et essayer de se faire une existence douce et tranquille, aussi agréable à eux-mêmes et aussi utile aux autres, qu'il leur est possible.

En répondant à la seconde question : Les phthisiques peuvent-ils se marier ? nous pouvons faire la même distinction entre ceux qui sont ou paraissent être tout à fait guéris, qui ont regagné la santé, et ceux chez lesquels la maladie a été seulement arrêtée dans sa marche progressive. Pour les premiers, le mariage peut-être admis, comme le travail actif de la vie, quoiqu'il présente des dangers. Mais les seconds, ceux chez lesquels la phthisie est seulement arrêtée, doivent certainement éviter le mariage entièrement, le remettre à des jours plus heureux.

Les dangers du mariage diffèrent pour les phthisiques selon le sexe. Chez les hommes il y a souvent défaut de discrétion, et le mariage les épuise, devient une cause additionnelle de débilité, de faiblesse. Chez les femmes le mariage ne devient guère une source d'épuisement, à moins qu'il ne soit suivi de maladie utérine. Mais, d'un autre côté, il est suivi, le plus souvent, de grossesse, puisqu'en moyenne à peu près cinq femmes sur six sont fertiles. La femme phthisique doit donc, en se mariant, s'attendre à avoir à affronter la grossesse, l'accouchement et l'allaitement, avec toutes les secousses et les épreuves qui s'y rattachent. Comme fait d'expérience, il est admis, par presque tous les auteurs et les observateurs, que la phthisie pulmonaire est accélérée dans sa marche et rendue plus nécessairement fatale par la grossesse et ses suites naturelles. Quant à moi, j'ai vu beaucoup de cas de ce genre, et je regarde la grossesse comme une complication très-défavorable de la phthisie. Je la crains et la déplore quand elle existe chez mes malades. Un médecin consciencieux ne peut donc, selon moi, conseiller ou accepter le mariage d'une jeune fille ou d'une femme phthisique, chez laquelle la maladie est seulement entravée dans sa marche, non guérie. Dans la vie mariée la femme phthisique doit cesser de procréer des enfants, tant qu'elle reste malade.

Dans ce qui précède je n'ai parlé que des phthisiques eux-mêmes, mais il ne faut pas perdre de vue leur descendance. Qu'advient-il de leurs enfants? Mon expérience me montre que les enfants, nés de parents actuellement phthisiques, manquent de vitalité. Ils naissent entachés de faiblesse constitutionnelle et meurent souvent, pendant la dentition, de méningite tuberculeuse, ou des maladies ordinaires de l'enfance qu'ils ne peuvent traverser, qui les enlèvent au passage; ou, s'ils arrivent à l'âge adulte, c'est souvent pour devenir les victimes de la même maladie que leurs parents.

Ces derniers ne peuvent donner à leurs enfants

ce qu'ils n'ont pas eux-mêmes, une bonne vitalité, la force, la santé. Aussi la trame de leurs jours est souvent courte. Les Parques leur ont tissé un court fil, qui bientôt arrive à sa fin. Même dans ces cas, cependant, si la constitution et la santé d'un des parents sont saines, au moyen d'une vie, d'une éducation et d'occupations hygiéniques, on arrive quelquefois à tellement fortifier la constitution que la vie peut se prolonger jusqu'à son terme naturel. Il y a toujours ainsi de l'espoir. Chacun peut espérer que son enfant chéri sera l'exception à la règle !

L'application pratique de ces remarques, si elles sont vraies comme je le pense, est évidente. Un homme qui a une tendance héréditaire, seulement, à la phthisie, ou un phthisique qui s'est guéri, et qui a échappé à la diathèse phthisique, peut se marier et avoir des enfants qui pourront être sains et vivre. Mais il devra épouser une femme jeune, saine, ayant de bons antécédents de famille, née et élevée à la campagne. Il devra user de discrétion dans la vie mariée et élever ses enfants hygiéniquement, à la campagne ; les consacrant plus tard à des occupations qui admettent le séjour à la campagne. Tant qu'il est encore sous le coup de la phthisie pulmonaire, tant qu'il en a les symptômes, et que sa santé générale est délabrée, c'est en même temps une folie et une cruauté pour lui de se marier. D'une part, il épuise sa vitalité mourante, et d'autre part il introduit dans le monde des enfants maladifs, inaptes à vivre, et fait de sa compagne une garde-malade.

Dans le midi de l'Europe, on croit généralement que la phthisie pulmonaire est une maladie presque contagieuse, et cette croyance y devient un argument puissant contre le mariage chez les phthisiques. Quelques-uns de nos confrères partagent cette opinion. Quant à moi, j'ai de la peine à admettre que la phthisie puisse se communiquer d'individu à individu ; mais je suis très-disposé à admettre que respirer jour et nuit l'atmosphère pestilentielle dans laquelle vivaient autrefois les phthisiques, et dans laquelle beaucoup d'entre eux vivent encore, peut très-bien développer la maladie chez un individu sain. C'est ainsi que je serais disposé à expliquer les cas assez fréquents dans lesquels un mari devient phthisique, après avoir longtemps soigné sa femme, ou la femme après avoir soigné le mari. Dans ces cas il faut aussi tenir compte de l'inquiétude et du chagrin éprouvés, qui aident à déprimer la vitalité individuelle.

En somme, comme nous l'avons vu, chez la jeune femme malade le danger du mariage est beaucoup plus grand que chez l'homme, car on peut s'attendre à une ou plusieurs grossesses qui devront précipiter la marche fatale de la phthisie.

Dans l'expérience actuelle de la vie, toutefois, je trouve que toutes ces considérations ont peu ou point d'influence sur les actions, à moins que ce ne soit dans le cas de très-jeunes personnes, encore soumises à la volonté de parents raisonnables. Les phthisiques se marient, et continueront à se marier, je le crois, comme tout le monde, consultant non les médecins, mais leurs affections et des considérations mondaines, et montrant une indifférence complète pour nos opinions. Je dirai même que chez les plus charmants et les plus aimants des deux sexes, la maladie de l'objet aimé est seulement un motif de plus qui les pousse au mariage. Ils désirent consacrer leur vie entière à l'objet de leur affection, et rien ne les effraye, ni la maladie, ni les souffrances ni le danger qu'ils courent en soignant ceux qu'ils aiment.

Heureusement pour l'humanité les lois naturelles et divines, qui règlent le bien-être de la terre et de ses habitants, sans égard pour leurs désirs ou pour leurs actions, s'interposent, et empêchent la race humaine de « dégénérer ». Tel parent, tel enfant. Le parent malade engendre des enfants malades, qui, n'étant pas propres à continuer la race dans son intégrité, meurent comme des plantes qui périssent avant la floraison et la maturation des graines. Aussi la terre reste l'héritage des forts. Si nous envisageons la question sous ce point de vue, nous sommes tenus d'admettre que les phthisiques peuvent se marier comme les autres, sans faire de tort à l'humanité. Ils jouissent de cette manière des affections de la vie conjugale et de la paternité comme les autres membres de la communauté, seulement leur bonheur est destiné à être de courte durée, fugitif.

Est-ce que, en fin de compte, philosophiquement parlant, une vie courte est une si grande calamité ?. L'axiome du Nestor de la médecine « *Vita brevis, ars longa*, » est souvent accepté comme littéralement vrai. Mais peut-on dire que la première partie de cet axiome soit vraie, prise dans son sens littéral ? La vie humaine est-elle courte lorsqu'elle est prolongée jusqu'à son terme naturel, soixante-dix ans selon David ? Il me semble qu'elle n'est pas littéralement vraie. Une vie tellement prolongée est bien longue lorsque nous la com-

parons avec la vie des animaux autour de nous, et
même avec la plupart des productions végétales de la
terre. Si nous la mesurons par les événements poli-
tiques, par l'histoire des nations, par les changements
sociaux, combien est longue même la série des événements que la mémoire de cinquante ans nous donne !
Que d'hivers a vus l'homme qui a vécu cinquante ans,
avant de mourir, que de moissons il a aidé à consom-
mer ! Un enfant, qui meurt à huit ou dix ans, n'a-
t-il pas vécu la vie entière d'un animal domestique,
enfance, jeunesse, âge mûr, vieillesse? Dans des conditions favorables aussi, l'enfant a eu une vie heureuse, joyeuse, exempte de soucis, d'inquiétudes, de
travaux. Est-ce que le père et la mère qui, par cet
enfant, ont connu les plaisirs de la paternité et de la
maternité, regrettent de l'avoir eu ?

Si donc les phthisiques rejettent nos conseils de
médecins, ne voulant pas « *propter vitam perdere*
« *causas vivendi* », tout vient à point à la fin, et la
race humaine *ne dégénère pas*.

FIN

# TABLE DES MATIÈRES

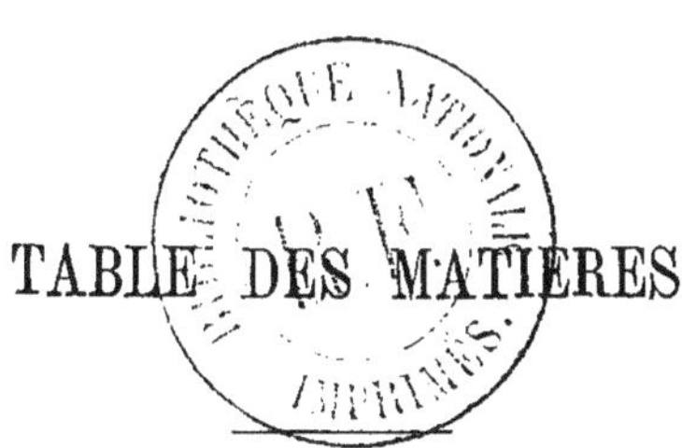

## CHAPITRE I.



## CHAPITRE II.



## CHAPITRE III.



## CHAPITRE IV.

# CHAPITRE V.



# CHAPITRE VI.



# CHAPITRE VII.



FIN DE LA TABLE.

CORBEIL. — Typ. et stér. de CRÉTÉ FILS.

# TRAITÉ PRATIQUE
# DES MALADIES CHRONIQUES

### PAR LE D' DURAND-FARDEL

2 volumes grand in-8. 1868. — Prix : 20 fr.

## TRAITÉ THÉRAPEUTIQUE ET CLINIQUE

# D'HYDROTHÉRAPIE

### De l'application de l'Hydrothérapie au traitement des Maladies Chroniques

DANS LES ÉTABLISSEMENTS PUBLICS ET AU DOMICILE DES MALADES

### PAR LE D' LOUIS FLEURY

PROFESSEUR AGRÉGÉ DE LA FACULTÉ DE MÉDECINE DE PARIS, MÉDECIN DE L'INSTITUT HYDROTHÉRAPIQUE
DE PASSY-PARIS

3e édition entièrement refondue et considérablement augmentée, avec figures dans le texte.
1866. 1 très-fort volume, grand in-8 de plus de 1,200 pages, cartonné à l'anglaise.  17 fr,

Cette nouvelle édition, ou, pour mieux dire, ce nouvel ouvrage, à cause des développements qui lui ont
été donnés au triple point de vue de la thérapeutique, de la clinique et de la doctrine hydrothérapique,
est destiné à devenir le *vade-mecum* obligé de tous les médecins qui voudront se tenir au courant des doctrines médicales nouvelles, de tous ceux qui voudront connaître et appliquer l'hydrothérapie scientifique,
cette médication puissante qui, suivant les expressions de l'auteur, « représente la thérapeutique rationnelle
des maladies chroniques et l'art de guérir la plupart de ces maladies. » L'exactitude de cette assertion,
démontrée par tant de succès éclatants obtenus à Bellevue, à Schwalheim, à Mondorf, à Bruxelles et à
Plessis-Lalande, a reçu une nouvelle consécration dans le bel *Institut hydrothérapique* que M. FLEURY a créé
à Passy-Paris.

### ÉTUDES GÉNÉRALES ET PRATIQUES

SUR

# LA PHTHISIE

PAR

## M. PIDOUX

MEMBRE DE L'ACADÉMIE DE MÉDECINE, MÉDECIN DE L'HOPITAL DE LA CHARITÉ
INSPECTEUR DES EAUX-BONNES
MEMBRE HONORAIRE DE L'ACADÉMIE ROYALE DE MÉDECINE DE BELGIQUE, ETC.

Ouvrage auquel la Faculté de médecine de Paris a décerné le Prix de 10,000 fr.
sur la Phthisie, fondé par M. le D' LACAZE

1 vol. in-8, cartonné à l'anglaise, 1873............  9 francs.

# TRAITÉ ÉLÉMENTAIRE

DE

# PHYSIOLOGIE HUMAINE

COMPRENANT

LES PRINCIPALES NOTIONS DE LA PHYSIOLOGIE COMPARÉE

**PAR J. BÉCLARD**

Professeur à la Faculté de médecine de Paris, membre de l'Académie de médecine

**SIXIÈME ÉDITION**

revue et mise au courant de la science

Un très-fort vol. gr. in-8 de 1,260 pages, avec 246 figures intercalées dans le texte. 1870. Cartonné à l'anglaise. Prix : 16 fr.

---

# TRAITÉ ÉLÉMENTAIRE

# D'HYGIÈNE PRIVÉE ET PUBLIQUE

## PAR BECQUEREL

**Cinquième édition, avec ADDITIONS et BIBLIOGRAPHIE, par le D<sup>r</sup> BEAUGRAND**

1 très-fort vol. grand in-18 de 1,000 pages, cart. à l'anglaise. 1873.   9 fr.

Le *Traité élémentaire d'hygiène privée et publique* de M. Becquerel présente, sous une forme concise, un tableau complet de cette science. L'auteur a profité de ses connaissances physiques et chimiques pour aborder un grand nombre de questions entièrement négligées dans la plupart des traités d'hygiène, en même temps qu'il a réuni les applications de toutes les sciences à l'hygiène privée et publique. Cette 5<sup>e</sup> édition est mise au courant des progrès de la science par de nombreuses additions et augmentée d'une bibliographie très-étendue pour chaque article.

---

# TRAITÉ

DE

# LA DYSPEPSIE

## Par BEAU

Ancien médecin de l'hôpital de la Charité, agrégé de la Faculté de médecine de Paris

1 VOL., IN-8, CARTONNÉ A L'ANGLAISE, 1866...   6 FR.

NOUVEAU DICTIONNAIRE LEXICOGRAPHIQUE ET DESCRIPTIF

DES

# SCIENCES MÉDICALES ET VÉTÉRINAIRES

COMPRENANT : l'Anatomie, la Physiologie, la Pathologie générale, la Pathologie spéciale, l'Hygiène, la Thérapeutique, la Pharmacologie, l'Obstétrique, les Opérations chirurgicales, la Médecine légale, la Toxicologie, la Chimie, la Physique, la Botanique et la Zoologie,

PAR MM. RAIGE-DELORME, CH. DAREMBERG, H. BOULEY, J. MIGNON, CH. LAMY.

UN TRÈS-FORT VOLUME GRAND IN-8

de plus de 1,500 pages à deux colonnes, texte compacte, avec figures intercalées et contenant la matière de 10 volumes in-8 — 1863.

PRIX
RENDU *franc de port*
dans toute la France.

| Broché ............................. | 18 fr. » |
| Cartonné à l'anglaise........ ......... | 19 fr. 50 |
| Relié, dos en maroquin ............... | 20 fr. 50 |

Ce Dictionnaire présente un tableau complet, quoique élémentaire, de toutes les connaissances qui se rattachent à la médecine, à la chirurgie, à l'obstétrique, à la pharmacologie et à la médecine vétérinaire, en un mot, un tableau général de toutes les sciences relatives à l'art de guérir. C'est en ce sens qu'il peut servir de manuel à l'étudiant comme au praticien, et être aussi consulté par ceux d'entre les gens du monde qui désirent avoir une idée exacte des sciences médicales et vétérinaires ou s'instruire sur quelques points de ces sciences.

# COURS D'HYGIÈNE

## FAIT A LA FACULTÉ DE MÉDECINE DE PARIS

### Par Louis FLEURY

PROFESSEUR AGRÉGÉ A LA FACULTÉ DE MÉDECINE DE PARIS

Ouvrage publié en 13 livraisons formant 3 volumes grand in-8. 1852-1872.

**Prix : 26 francs.**

Le livre de M. FLEURY a sa place marquée à part, à côté des ouvrages du même genre, quel que soit d'ailleurs le mérite de ceux-ci. Une classification très-nette, très-rigoureuse, d'après laquelle il étudie d'abord les modificateurs extérieurs ou cosmiques, puis les modificateurs individuels, lui a permis de passer en revue, sans confusion et sans répétitions, toutes les influences qui peuvent agir sur la santé de l'homme. C'est avec un jugement exact et sévère qu'il analyse ces différentes causes perturbatrices et qu'il fait connaître les moyens de les combattre. Enfin, à la suite des déductions précises tirées de l'observation des faits considérés en eux-mêmes, il sait généraliser ceux-ci, et s'élever à de hautes considérations tirées des lois de la physiologie humaine, et des principes, sainement appréciés, de la sociologie. On comprend l'importance et la valeur d'un pareil travail qui justifie si pleinement le succès qu'il a obtenu.

## TRAITÉ PRATIQUE ET RAISONNÉ

DES

# PLANTES MÉDICINALES INDIGÈNES

Ouvrage couronné par l'Académie de médecine et par la Société de Médecine de Marseille

### Par CAZIN

CHEVALIER DE LA LÉGION D'HONNEUR, LAURÉAT DE L'ACADÉMIE DE MÉDECINE
ET DE LA SOCIÉTÉ DE MÉDECINE DE MARSEILLE, MEMBRE ET LAURÉAT D'UN GRAND NOMBRE D'AUTRES SOCIÉTÉS SAVANTES

Troisième édition, revue, corrigée et considérablement augmentée

### Par le docteur Henri CAZIN

ANCIEN INTERNE DES HOPITAUX DE PARIS, MÉDECIN CONSULTANT AUX BAINS DE MER DE BOULOGNE

1 fort vol. grand in-8 de 1,100 pages, avec un atlas de 200 plantes du même format. 1868.
Prix : figures noires, 20 fr. ; figures coloriées, 27 fr.

La première édition de cet ouvrage ne traitait que de l'emploi thérapeutique des plantes ; celle-ci, plus complète et conçue d'après un plan plus vaste, renferme :

1o La désignation des familles suivant la classification naturelle et artificielle ;
2o Leur synonymie latine et française ;
3o Leur description ;
4o Leur culture ;
5o Leur récolte et leur conservation ;
6o Des notions sur leurs propriétés chimiques et leurs usages dans les arts et dans l'économie domestique ;
7o Leurs préparations pharmaceutiques et leurs doses ;
8o Leur action physiologique et toxique sur les animaux et sur l'homme ;

9o Leurs propriétés médicinales, avec de nombreux faits, dont la plupart ont été recueillis dans la pratique de l'auteur ;
10o Leurs applications à la médecine vétérinaire ;
11o Un calendrier floral indiquant la récolte des plantes, mois par mois ;
12o La classification des plantes d'après leurs propriétés médicinales ;
13o Une table des matières pathologiques et thérapeutiques (mémorial) ;
14o Une table alphabétique des plantes, contenant leurs noms scientifiques et vulgaires, leurs produits naturels et pharmaceutiques.

Ainsi refondu, cet ouvrage, consacré à une partie de la science généralement négligée dans les auteurs classiques, et pouvant être considéré comme le complément nécessaire de tous les traités de thérapeutique et de matière médicale, a été écrit avec une conviction sérieuse, résultat de vingt-cinq années de recherches et d'expérimentations spéciales.

# TRAITÉ

# DES ANGINES

### Par LASÈGUE

PROFESSEUR A LA FACULTÉ DE MÉDECINE DE PARIS, MÉDECIN DE L'HOPITAL NECKER

Un vol. in-8, cart. à l'anglaise, 1868. Prix : 8 fr.